吴茹芝·编译

白话黄帝内经

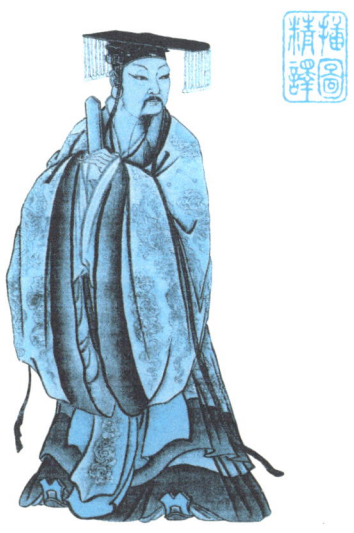

陕西新华出版 三秦出版社

图书在版编目（CIP）数据

白话黄帝内经 / 吴茹芝编译． -- 西安：三秦出版社，2008.01（2024.1 重印）
（国学百部经典丛书）
ISBN 978-7-80628-157-4

Ⅰ．①白… Ⅱ．①吴… Ⅲ．①内经－译文 Ⅳ．①R221

中国版本图书馆 CIP 数据核字（2007）第 188790 号

书　　名	白话黄帝内经
作　　者	吴茹芝　编译
责　　编	高峰　等
封面设计	新华智品

出版发行	三秦出版社
社　　址	西安市雁塔区曲江新区登高路 1388 号
电　　话	（029）81205236
邮政编码	710061
印　　刷	北京一鑫印务有限责任公司
开　　本	680×1020　1/16
印　　张	9
字　　数	135 千字
版　　次	2008 年 4 月第 2 版
印　　次	2024 年 1 月第 2 次印刷
标准书号	ISBN 978-7-80628-157-4

定　　价	39.80 元
网　　址	http://www.sqcbs.cn

前　言

　　《黄帝内经》是上古乃至太古时代中华民族的智慧在医学和养生学方面的总结和体现，是一部极其罕见的医学养生学巨著，与《伏羲卦经》和《神农本草经》并列为"上古三坟"，也是第一部冠以中华民族先祖"黄帝"之名的传世巨著，还是中华传统医药学现存最早的一部理论经典。

　　《黄帝内经》成书于大约2000年前的秦汉时期。全书内容是以黄帝与臣子岐伯、伯高、少俞、雷公等问答讨论的形式进行论述，之所以托名黄帝，主要是受尊古之风的影响。它清晰地描述了人体的解剖结构及全身经络的运行情况，而且对人体生理学、医学病理学、医学地理学、医学物候学等进行了精深、全面的论述。它从饮食、起居、劳逸、寒温、七情、四时气候、昼夜明晦、日月星辰、地理环境、水土风雨等各个方面确立了疾病的诊治之法，并详细地谈论了病因、病机、精气、藏象及全身经络的运行情况，是一部统领中国古代医药学和养生学的集大成之作。

　　《黄帝内经》由《素问》和《灵枢》组成，原书18卷。其中9卷名《素问》；另外9卷无书名，汉晋时被称为《九卷》或《针经》，唐以后被称为《灵枢》，非一人一时之作，主要部分形成于战国至东汉时期。每部分各为81篇，共162篇。

　　《素问》内容丰富，包括阴阳五行、脏象气血、腧穴针道、病因病机、诊法病证、治则治法、医德养生、运气学说等，较为详尽地论述了人体生理、病理、诊断、治疗的有关内容，突出了古代的哲学思想，强调了人体内外统一的整体观念，从而成为中医基本理论的渊薮。《灵枢》，亦称《九卷》《针经》《九灵》《九墟》等，其核心内容为脏腑经络学说。

　　《黄帝内经》在讨论人体生理、病理、解剖形态等以外，更注意机体功能互相联系、互相制约的关系，认为人体除了脏腑，还有精、气、津、液、血、脉、皮肤、肌肉、骨骼、五官等，它们各自发挥自己的功能，而且组成整体。它们在发挥各自作用的时候，不是孤立的，而是相互联系的，更重要的是以经络贯串了统一的整体。

　　《黄帝内经》集中反映了中国古代哲学与医学的结合，还体现了中国古代唯物主义哲学在医学领域中进一步的阐述。

《黄帝内经》不仅是人类医学的宝库，而且是人类科学与智慧的结晶。人类已进入了令人振奋的新世纪，《黄帝内经》的现代化研究，无疑将给人类创造更多宝贵的财富，推动人类社会及人类医学的迅猛飞跃。然而，由于《黄帝内经》成书年代久远，加之竹简的错杂遗漏、多次传抄、刻印，原文中文字语句缺漏讹误在所难免。另外，《黄帝内经》所包括的知识博大精深，原文更是深奥难懂，一般读者即使借助注释也难以明白其确切的含义。鉴于此，我们同事几人不揣冒昧，参照多种版本，将其翻译成了现代通行的白话文，以便众多想学习和了解《黄帝内经》的读者朋友更好地理解和吸收。当然，由于水平有限，译文中的语句难免会出现不当之处，还望广大读者批评指正。

编　者
2008 年 1 月

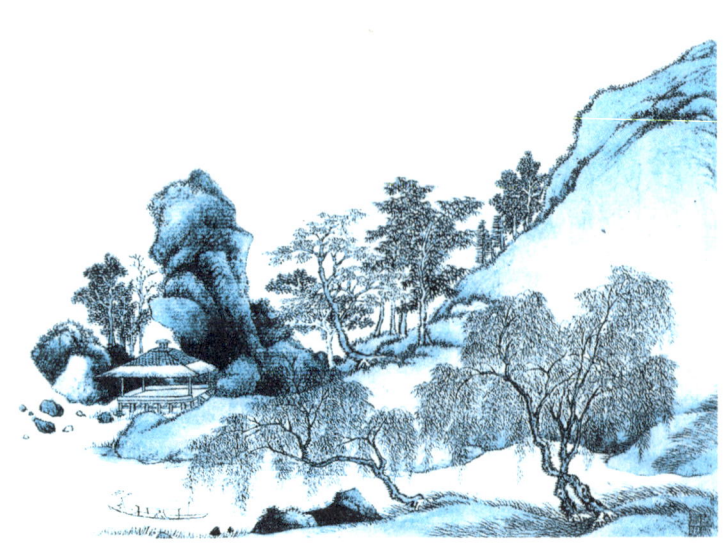

目　录

素　问

上古天真论篇第一……………………………………………………1
四气调神大论篇第二…………………………………………………4
生气通天论篇第三……………………………………………………7
金匮真言论篇第四……………………………………………………12
阴阳应象大论篇第五…………………………………………………13
阴阳离合论篇第六……………………………………………………21
灵兰秘典论篇第八……………………………………………………22
六节脏象论篇第九……………………………………………………23
五脏生成篇第十………………………………………………………25
五藏别论篇第十一……………………………………………………27
异法方宜论篇第十二…………………………………………………29
汤液醪醴论篇第十四…………………………………………………31
脉要精微论篇第十七…………………………………………………33
平人气象论篇第十八…………………………………………………40
玉机真脏论篇第十九…………………………………………………46
经脉别论篇第二十一…………………………………………………50
脏气法时论篇第二十二………………………………………………51
太阴阳明论篇第二十九………………………………………………52
热论篇第三十一………………………………………………………55
评热病论篇第三十三…………………………………………………59
逆调论篇第三十四……………………………………………………62
咳论篇第三十八………………………………………………………65
举痛论篇第三十九……………………………………………………68
风论篇第四十二………………………………………………………73

痹论篇第四十三……………………………………… 75
痿论篇第四十四……………………………………… 79
厥论篇第四十五……………………………………… 83
奇病论篇第四十七…………………………………… 86
水热穴论篇第六十一………………………………… 87
调经论篇第六十二…………………………………… 88
标本病传论篇第六十五……………………………… 90
六微旨大论篇第六十八……………………………… 92
五常政大论篇第七十………………………………… 94
六元正纪大论篇第七十一…………………………… 95
至真要大论篇第七十四……………………………… 96
疏五过论篇第七十七………………………………… 100

灵　枢

九针十二原第一……………………………………… 105
本神篇第八…………………………………………… 108
经脉篇第十…………………………………………… 111
脉度篇第十七………………………………………… 128
营卫生会篇第十八…………………………………… 128
口问篇第二十八……………………………………… 133
师传篇第二十九……………………………………… 133
决气篇第三十………………………………………… 135

上古天真论篇第一

【提要】

本节以古今之人不同寿命作对比,阐发了养生的重要意义和方法。

【原文】

余闻上古之人,春秋皆度百岁,而动作不衰。今时之人,年半百而动作皆衰者,时世异耶?人将失之耶?

岐伯对曰:上古之人,其知道者,法于阴阳,和于术数,食饮有节,起居有常,不妄作劳,故能形与神俱,而尽终其天年,度百岁乃去;今时之人不然也,以酒为浆,以妄为常,醉以入房,以欲竭其精,以耗散其真,不知持满,不时御神,务快其心,逆于生乐,起居无常,故半百而衰也。

【译文】

黄帝问岐伯道:我听说上古时代的人,大都能够活到百岁而没有衰老的迹象。而现在的人,年龄刚到了五十岁,动作就衰弱无力了。这是因为时代环境不同呢,还是人们违反了养生之道的缘故呢?

岐伯回答:上古时代的人,一般都懂得养生的道理,能够取法于天地阴阳自然变化之理而加以适应,调和养生的方法,以达到正确的标准。饮食有一定节制,作息有一定规律,不妄

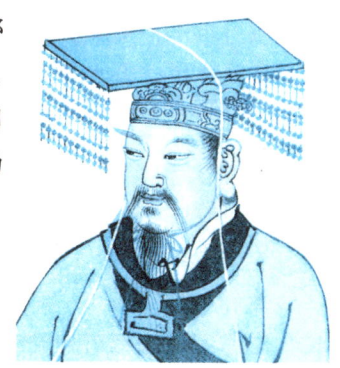

黄 帝

事操劳,又避免过度房事,所以能够做到形体与精神协调统一,活到寿命应该终了的时候,超过百岁才死去。现在的人就不是这样了:把酒当作水饮,滥饮无度,使反常的生活成为习惯,酒醉了肆行房事,纵情色欲,因而竭尽

了精气，真气耗散。不知道保持精气充沛，蓄养精神的重要，只顾一时快乐，背离了养生的真正乐趣，作息没有一定规律，所以刚到半百之年便衰老了。

【提要】

本节论述了养生的主导思想和调摄神气的方法。

【原文】

夫上古圣人之教下也，皆谓之虚邪贼风，避之有时，恬惔虚无，真气从之，精神内守，病安从来。是以志闲而少欲，心安而不惧，形劳而不倦，气从以顺，各从其欲，皆得所愿。故美其食，任其服，乐其俗。高下不相慕，其民故曰朴。是以嗜欲不能劳其目，淫邪不能惑其心，愚智贤不肖不惧于物，故合于道。所以能年皆度百岁，而动作不衰者，以其德全不危也。

【译文】

上古时代，对养生之道有很高修养的人经常教导人们说，对于一年四季中可能影响人们身体健康的气候变化，要注意适时回避；同时思想上保持清静，无欲无求，使真气居藏于内，精神内守而不耗散，这样，疾病便无从发生，所以他们精神都很安闲，欲望不多；心境安定，没有恐惧；形体劳作，并不过分疲倦；真气平和而调顺；每人都能顺心并感到满意；吃什么都觉得香甜，穿什么都感到舒服，大家喜爱自己的风俗习尚，愉快地生活，互相之间从不羡慕地位的高下，人人都自然朴实。所以任何不正当的嗜好，都不会引起他们的注目；淫乱邪说，也不能动摇他们的意志；不论愚笨的、聪明的、能力大的还是能力小的，对于酒色等事，都不因外界事物变化而动心焦虑，这就吻合养生之道了。总而言之，他们之所以都能够过百岁而动作还不显衰颓，这都是因为他们领会和掌握了修身养性的方法而身体不被内外邪气干扰危害所致。

【提要】

本节论述了人体生长、发育、生殖、衰老的生理过程和肾气的作用。

【原文】

帝曰：人年老而无子者，材力尽邪？将天数然也？

岐伯曰：女子七岁，肾气盛，齿更发长。二七而天癸至，任脉通，太冲脉盛，月事以时下，故有子。三七，肾气平均，故真牙生而长极。四七，筋骨坚，发长极，身体盛壮。五七，阳明脉衰，面始焦，发始堕。六七，三阳脉衰于上，面皆焦，发始白。七七，任脉虚，太冲脉衰少，天癸竭，地道不通，故形坏而无子也。

丈夫八岁，肾气实，发长齿更。二八，肾气盛，天癸至，精气溢泻，阴阳和，故能有子。三八，肾气平均，筋骨坚强，故真牙生而长极。四八，筋骨隆盛，肌肉满壮。五八，肾气衰，发堕齿槁。六八，阳气衰竭于上，面焦，发鬓颁白。七八，肝气衰，筋不能动，天癸竭，精少，肾脏衰，形体皆极。八八，则齿发去。肾者主水，受五脏六腑之精而藏之，故五脏盛，乃能泻。今五脏皆衰，筋骨解堕，天癸尽矣，故发鬓白，身体重，行步不正，而无子耳。

帝曰：有其年已老而有子者，何也？

岐伯曰：此其天寿过度，气脉常通，而肾气有余也。此虽有子，男不过尽八八，女不过尽七七，而天地之精气皆竭矣。

帝曰：夫道者，年皆百数，能有子乎？

岐伯曰：夫道者，能却老而全形，身年虽寿，能生子也。

【译文】

黄帝问：人的年岁老了，就失去了生育能力，是精力不足呢，还是受自然规律限制才这样呢？

岐伯回答：就一般生理过程来讲，女子到了七岁，肾气就充盛，牙齿更换，毛发茁然。到了十四岁时，对生殖功能有促进作用的物质天癸产生，成熟并发挥作用，使任脉通畅，冲脉旺，月经按时而来，具备了生育子女能力。

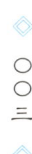

到了二十一岁，肾气平和，智齿生长身高也已经增长到极限。到了二十八岁，筋骨坚强，毛发长到了极点，身体最强壮。到了三十五岁，由于颜面部阳明经脉开始衰退，面部开始焦枯，头发开始脱落。到了四十二岁，三阳经脉都衰退了，面部枯槁，头发变白。到了四十九岁，任脉空虚，冲脉衰微，天癸枯竭，月经断绝，所以形体衰老，再也不能生育了。

男子八岁时，肾气充实起来，表现为毛发渐盛，牙齿更换。到了十六岁时，天癸发育成熟，表现为精气充实，体内的阴阳之气调和，从而有了生育能力。到了二十四岁，肾气平和，表现为筋骨坚强，智齿生长，身体也长得够高了。到了三十二岁，筋骨更加强盛，肌肉更加充实。到了四十岁，肾气衰落下来，头发开始脱落而变得稀疏，牙齿也开始松动。到了四十八岁，上体阳明经气衰竭，表现为面色憔悴，发鬓半白。到了五十六岁，肝气衰退，不能养筋，则筋骨活动不便，动作迟缓，天癸枯竭，精气少，肾脏衰，形体精神都感到病苦。到了六十四岁，肾气大衰，齿发脱落。就人体而言，五脏中肾脏主水，它接受五脏六腑的精气加以贮存。只有脏腑精气旺盛，肾脏才有精气排泄。现在年岁大了，五脏功能都已衰退，筋骨懈惰无力，天癸竭尽，所以发鬓变白，身体沉重，行步不正，再不能生育子女了。

黄帝问：有的人已经老了，还有生育的能力，这是什么道理？岐伯说：这是因为他的先天精力超过常人，气血经脉畅通，而肾气还多。虽然有这种人，但一般情况是男子不超过六十四岁，女子不超过四十九岁，精气都竭尽了，他们是不能生育了。

黄帝问：那些掌握养生之道的人，活到百岁，还能不能生育呢？岐伯答：掌握养生之道的人，老龄化来得迟一些，年纪虽大，却没有齿落、面焦、发白、身重、行步不正等衰象，所以虽然年高，仍然能够生育。

四气调神大论篇第二

【提要】

本节论述顺从四时阴阳的养生方法。

【原文】

春三月，此谓发陈，天地俱生，万物以荣，夜卧早起，广步于庭，被发缓形，以使志生，生而勿杀，予而勿夺，赏而勿罚，此春气之应，养生之道也。逆之则伤肝，夏为寒变，奉长者少。

夏三月，此谓蕃秀，天地气交，万物华实，夜卧早起，无厌于日，使志无怒，使华英成秀，使气得泄，若所爱在外，此夏气之应，养长之道也。逆之则伤心，秋为痎疟，奉收者少，冬至重病。

秋三月，此谓容平，天气以急，地气以明，早卧早起，与鸡俱兴，使志安宁，以缓秋刑，收敛神气，使秋气平，无外其志，使肺气清，此秋气之应，养收之道也。逆之则伤肺，冬为飧泄，奉藏者少。

冬三月，此谓闭藏，水冰地坼，无扰乎阳，早卧晚起，必待日光，使志若伏若匿，若有私意，若已有得，去寒就温，无泄皮肤，使气亟夺，此冬气之应，养藏之道也。逆之则伤肾，春为痿厥，奉生者少。

【译文】

春天的三个月，是所谓"推陈出新"、万物复苏的季节，自然界显出生机勃勃的景象，草木得以繁荣。为了适应这种自然环境，人们应当入夜而眠，早早起床，到庭院里散步，披散头发，穿着宽敞的衣物，不要使身体受到拘束，使神志随着春天的生机而舒畅活泼。对待事物，也要符合春天的特点，提倡生长不要扼杀，给予不要剥夺，培养不要惩罚。这正是春天生长之气所要求的保养生发之气的方法。违背这个道理就会伤肝脏，到了夏天，就会发生寒冷性质的疾病，供给夏季成长的物质基础也就差了。

夏季的三个月，是所谓"草蕃木秀"、自然界万物繁茂秀美的季节。其间，天地阴阳之气相互交通，植物开花结果。人们应该夜晚睡眠，早早起身，不要嫌白天太长，抱怨天气太热，情志应保持愉快，切勿发怒，精神要像自然界的草木枝叶繁茂，容色秀美那样充沛旺盛。夏天阳热旺盛，身

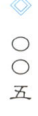

体宜应出些汗，使体内阳气能够宣通开泄于外，对外界事物有浓厚的兴趣。这是对夏天"宜养"的呼应，违反了这个道理，心脏会受伤，到了秋天，就会发生疟疾，供给秋天收敛的能力也就差了。

秋季的三个月，是所谓"收容平藏"，即自然景象因万物成熟而平定收敛，是万物成熟的季节。天高风急，地气清明。应该早卧早起，鸡叫起床，使神志保持安定，减缓秋季肃杀之气对人体的影响。精神要内守，使秋气得以和平；不使意志外驰，保持肺气的清肃功能。这是适应秋令的特点而保养人体收敛之气的方法。如果违背了这个方法，肺会受伤，到了冬天，就要生完谷不化的飧泄病，供给冬天潜藏之气的能力也就差了。

冬季的三个月，是所谓"紧闭坚藏"，生机潜伏、万物蛰藏的季节。自然界中的阳气深藏而阴寒之气大盛，表现出风寒凛冽，水结冰，地冻裂。人们不要扰动阳气，应该早卧晚起，一定要等到天光大亮再起床。使意志伏藏，像有私意似的，又像已有所得。还必须躲避寒冷求取温暖，不要让皮肤开泄出汗而令阳气不断的损失，这就是适应冬天藏伏的方法。如果违反了这个道理，肾脏会受伤，到了春天，就会发生痿厥病，供给春季生养的能力也就差了。

【提要】

本节论述"春夏养阳，秋冬养阴"的养生思想和"治未病"的医学预防思想。

【原文】

夫四时阴阳者，万物之根本也。所以圣人春夏养阳，秋冬养阴，以从其根，故与万物沉浮于生长之门。逆其根，则伐其本，坏其真矣。故阴阳四时者，万物之终始也，死生之本也。逆之则灾害生，从之则苛疾不起，是谓得道。道者，圣人行之，愚者佩之。

从阴阳则生，逆之则死；从之则治，逆之则乱。反顺为逆，是谓内格。是故圣人不治已病，治未病，不治已乱，治未乱，此之谓也。夫病已成而后药之，乱已成而后治之，譬犹渴而穿井，斗而铸锥，不亦晚乎？

【译文】

　　四时阴阳，是万物生长的根本。所以圣人春夏保养阳气以适应生长的需要，秋冬保养阴气以适应收藏的需要，顺从了生命发展的根本规律，就能与万物一样，在生长收藏的生命过程中运动发展。如果违反了这个根蒂，便会摧残本元，损坏其真实的存在。所以说四时阴阳，是万物的终始，是盛衰存亡的根本。违反了它，就要发生灾害；顺从它，就不会得重病。这样才可说为养生真谛。这种养生之道只有圣人奉行之，愚人却不照着去做。要知道，顺从阴阳的消长，就能生存，违逆了就会死亡。顺从它就正常，违反它就会混乱。不顺而违逆它，就会使机体与自然环境相抗拒。

　　所以圣人不提倡已病之后的治疗，而重视未病之先的防范；不提倡乱形成之后的治理，而重视未乱之先的防范。说的就是这个意思。假如病已形成再去治疗，乱已形成再去平治，岂不正是临渴掘井、临战铸器，不是太晚了吗？

生气通天论篇第三

【提要】

　　本节论述了人的生命本源及人与自然界的关系。

【原文】

　　黄帝曰：夫自古通天者，生之本，本于阴阳。天地之间，六合之内，其气九州、九窍、五脏、十二节，皆通乎天气。其生五，其气三。数犯此者，则邪气伤人，此寿命之本也。

　　苍天之气，清净则志意治，顺之则阳气固，虽有贼邪，弗能害也。此因时之序。故圣人传精神，服天气而通神明。失之则内闭九窍，外壅肌肉，卫气散解。此谓自伤，气之削也。

【译文】

　　黄帝说：自古以来，就认为人的生命活动是与自然界息息相通的，生命的根本，来源于天地间的阴阳之气。大凡天地之间，南北东西上下之内的一切事物，无论是人的九窍、五脏，还是十二关节，都与自然界的阴阳之气相通。自然界阴阳之气变化产生金、木、水、火、土五行，阴阳之气又依盛衰消长而各分为三：湿、燥、寒三种阴气和风、暑、火三种阳气。所谓"生不离五，气不离三"。经常违犯这种常数、定数，邪气就会伤害人体。适应这个规律是寿命得以延续的根本。

所以苍天之气清净，人的精神就相应的调畅平和。顺应了这个变化，能使阳气固护，即使有贼风虚邪，也不构成危害。所以圣人能够专注精神，顺应天气而通其变化。如果不是这样，就会内使九窍闭塞，外使肌肉壅塞，卫气就消散了，这完全是由于人们不能适应自然变化，而使阳气受到削弱的结果。

【提要】

本节主要论述阳气的生理功能和阳气失常的病理表现。

【原文】

阳气者，若天与日，失其所，则折寿而不彰。故天运当以日光明，是故阳因而上，卫外者也。

因于寒，欲如运枢，起居如惊，神气乃浮。因于暑，汗，烦则喘喝，静则多言，体若燔炭，汗出而散。因于湿，首如裹，湿热不攘，大筋緛短，小筋弛长，緛短为拘，弛长为痿。因于气，为肿，四维相代，阳气乃竭。

阳气者，烦劳则张，精绝辟积，于夏使人煎厥，目盲不可以视，耳闭不可以听，溃溃乎若坏都，汨汨乎不可止。阳气者，大怒则形气绝；而血菀于上，使人薄厥。有伤于筋，纵，其若不容，汗出偏沮，使人偏枯。汗出见湿，乃生痤痱高梁之变，足生大丁，受如持虚。劳汗当风，寒薄为皶，郁乃痤。阳气者，精则养神，柔则养筋。开阖不得。寒气从之，乃生大偻。陷脉为瘘，留连肉腠。俞气化薄，传为善畏，乃为惊骇。

营气不从，逆于肉理，乃生痈肿。魄汗未尽，形弱而气烁，穴俞以闭，发为风疟。

故风者，百病之始也，清静则肉腠闭拒，虽有大风苛毒，弗之能害，此因时之序也。

故病之则传化，上下不并，良医弗为。故阳蓄积病死，而阳气当隔，隔者当泻，不亟正治，粗乃败之。故阳气者，一日而主外，平旦人气生，日中而阳气隆，日西而阳气已虚，气门乃闭。是故暮而收拒，无扰筋骨，无见雾露，反此三时，形乃困薄。

【译文】

人体有阳气，就如同天上的太阳一样重要。阳气失其正常运行规律，人就会折寿而没有生命力。天体的正常运行，是借助了太阳才能显出光明，因此，人的阳气也应在上在外，起到保护身体、抵御外邪的作用。

人若受寒气的侵袭，意志就会消沉，起居不宁，神气不能内守而向外浮越，阳气就不能固密了。若为暑气所伤，就会多汗、烦躁，甚至喘促，喝喝有声，平静下来则又多言多语，喋喋不休。身体像烧炭一样发热，必须出汗，热才能退。如果伤于湿邪，就会头部沉重，好像有东西裹着一样。如果湿邪不能及时排除，就会出现大的筋脉收缩变短，小的筋脉就会松弛变长，缩短的为拘挛，松弛的为痿弱。如果由风气所伤，可导致浮肿，如果上述寒、湿、暑、风四种邪气相互交替伤害人体，就会导致阳气衰竭。

人身中的阳气，在精神过度紧张和机体过度疲劳的情况下，都会出现亢盛，而阳气亢盛必然消耗阴精，如果长期如此，就可以造成阴精枯竭。如病久积到夏天，就有发生"煎厥"病的可能。它的主症是眼睛昏蒙看不清，耳朵闭塞听不见。病势危急，犹如涨满水的河堤崩溃，水流迅疾，不可遏止。人体的阳气，在大怒时，阳气过分上逆，使形体正常的协调关系遭到破坏，血就会郁积于头部，可能发生"薄厥"的病，症状还可见筋脉损伤，出现松弛无力，肢体不能运动，如果是半身有汗而另半身无汗的，将来可能会发生偏枯病。汗出后，若受到湿邪侵袭，就会生痤痱。多吃肥肉精米厚味，容易生疔疮，这种人得病之容易就像拿着器具盛东西那样方便。如果劳动之后出汗，又受到风寒邪气侵袭，寒气逼于皮肤，每每发生粉刺，郁积久了，便成为疮疖。

阳气在人体里，既能养神而使精神慧爽，又能养筋而使诸筋柔韧。如果汗孔的开闭调节失常，寒邪乘机袭入，则使人体伛偻不能直立。营气本来流行在经脉里，如果寒气入于经脉，营气不能顺着经脉走，阻滞在肌肉中，就会发生痈肿。寒气深入血脉中，就会成为瘘疮，留滞在肌肉纹理，很难痊愈。如果寒邪从背腧侵入到脏腑，就会出现恐惧和惊骇的症状。由于寒气的稽留，营气不能顺利地运行，阻逆于肌肉之间，就会发生痈肿，汗出不透，形体与阳气都受到一定的削弱，腧穴闭塞，致使邪气留在体内，寒热交迫，就会发生风疟之病。

风是引起各种疾病的起始原因，是只要人体保持精神的安定和劳逸适度等养生的原则，那么，肌肉腠理就密闭而有抗拒外邪的能力，虽有大风苛毒的浸染，也不能伤害，这正是循着时序的变化规律保养生气的结果。

病久了，就会转化为上下之气不通积阳、积阴之症，那时虽有良医，也是治不好的。可知阳气过分蓄积，也会致死，必须用泻法消积散阳治疗，如不迅速正确施治而被粗俗的医生所误，必然败亡。阳气，一天一趟向外运行，天亮的时候，人的阳气始生；中午的时候，阳气最旺盛；到了日落的时候，阳气衰退，汗孔也就随着关闭了。到了晚上，阳气收藏，就能抗拒邪气。不要扰动筋骨，不要冒犯雾露，如果违反了早、中、晚三时的阳气盛衰规律，就会生病而使身体憔悴。

【提要】

本节论述阴精与阳气的关系。

【原文】

岐伯曰：阴者，藏精而起亟也；阳者，卫外而为固也。阴不胜其阳，则脉流薄疾，并乃狂。阳不胜其阴，则五脏气争，九窍不通。是以圣人陈阴阳，筋脉和同，骨髓坚固，血气皆从。如是则内外调和，邪不能害，耳目聪明，气立如故。

风客淫气，精乃亡，邪伤肝也。因而饱食，筋脉横解，肠澼为痔；因而大饮，则气逆；因而强力，肾气乃伤，高骨乃坏。凡阴阳之要，阳密乃固。两者不和，若春无秋，若冬无夏，因而和之，是谓圣度。故阳强不能密，阴气乃绝；阴平阳秘，精神乃治；阴阳离决，精气乃绝。

因于露风，乃生寒热。是以春伤于风，邪气留连，乃为洞泄。夏伤于暑，秋为痎疟；秋伤于湿，上逆而咳，发为痿厥。冬伤于寒，春必温病。四时之气，更伤五脏。

【译文】

岐伯说：阴是藏精于内不断地扶持阳气的；阳是卫护于外使体表固密的。如果阴不胜阳，阳气亢盛，就使血脉流动迫促，若再受热邪，阳气更盛就会发为狂症。如果阳不胜阴，阴气亢盛，就会使五脏之气不调，以致九窍不通。所以圣人使阴阳平衡，无所偏胜，从而达到筋脉调和，骨髓坚固，血气畅顺。这样，则会内外调和，邪气不能侵害，耳目聪明，气机正常运行。

风邪侵入人体，渐渐侵害阳气并逐步侵入内脏，精血就要损耗，这是邪气伤害肝脏的缘故。肝脏已经受伤，这种情况下吃得过饱，胃肠的筋脉

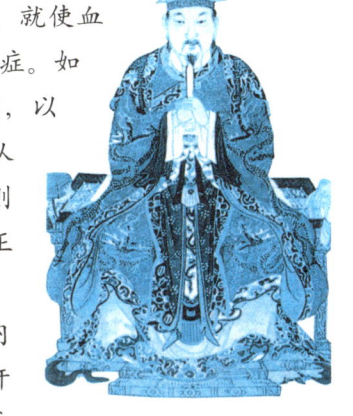

岐　伯

由于充满而变得松弛无力，就会形成下泄脓血的"肠澼"病或者成为痔疮；饮酒过度，肺气就会上逆，再出现气喘，如果不节制性欲或强用其力，就会损伤肾脏，使腰间脊骨受到损坏。阴阳的主要关键，以阳气的致密最为重要。阳气致密，阴气就能固守于内。如果阴或阳单方面偏胜，失去平衡协调，就如同一年之中只有春天而没有秋天，只有冬天而没有夏天一样了。因此可以说阴阳调和，是圣人最好的养生方法。如果阳气过强，不能密藏，那么阴气就要亏耗；阴气和平，阳气密藏，精神就会旺盛；如果阴阳离析而不相交，那么精气也就随之而竭尽了。

风邪侵袭，就会发生寒热之病。所以，春天伤于风邪，邪气留滞不去，到了夏天会发生急骤的泄泻。夏天伤于暑邪，潜藏于内，到了秋天，就会发生疟疾。秋天伤于湿邪，到了冬天，就会随之气逆而痰咳，以致形成痿厥这样的重病。冬天被寒邪所伤害，到了春天，必然会发生湿热的病。因此说，风寒暑湿四时邪气，是会交替伤害五脏的。

【提要】

本节说明饮食五味过食对五脏的危害。

【原文】

阴之所生，本在五味；阴之五宫，伤在五味。是故味过于酸，肝气以津，脾气乃绝；味过于咸，大骨气劳，短肌，心气抑；味过于甘，心气喘满，色黑，肾气不衡；味过于苦，脾气不濡，胃气乃厚；味过于辛，筋脉沮弛，精神乃央。是故谨和五味，骨正筋柔，气血以流，腠理以密，如是则骨气以精。谨道如法，长有天命。

【译文】

阴精的产生，来源于对饮食五味的摄取；但是，贮藏精血的五脏，又可因为过食五味而受伤害。过食酸的东西，会使肝气淫溢而亢盛，脾气因而受到克制，而呈现衰弱。过食咸的东西，会使骨骼受伤，肌肉短缩，心气抑郁。过食甜味的东西，会使心气喘闷，气逆作喘，颜面发黑肾气也就衰弱了。过食苦味的东西，会使脾气过燥而不濡润，胃气也就薄弱了。过食辛味的东西，会使筋脉渐渐衰败，精神也就颓靡了。所以应当慎重地调整饮食五味，从而调配适当，使得骨骼正直，筋脉柔和，气血流通，腠理固密，这样，骨气就精强了。只要严格地按着养生的方法去做，就可以尽享天年。

金匮真言论篇第四

【提要】

本节以古今之人不同寿命作对比，阐发了养生的重要意义和方法。

【原文】

黄帝问曰：天有八风，经有五风，何谓？

岐伯对曰：八风发邪，以为经风，触五脏，邪气发病。所谓得四时之胜者，春胜长夏，长夏胜冬，冬胜夏，夏胜秋，秋胜春，所谓四时之胜也。

【译文】

黄帝问道：自然界气候有八风的异常，人的经脉病变有五风的说法，这是怎么回事呢？岐伯答说：八风变化过度，成为致病因素侵犯人体后，首先进入经脉，再通过经脉进一步深入而触动五脏，使五脏发生病变。一年的四个季节，有相克的关系，如春胜长夏，长夏胜冬，夏胜秋，秋胜春，某个季节出现了克制它的季节气候，这就是所谓四时相胜。

阴阳应象大论篇第五

【提要】

本节论述了阴阳的基本概念、基本内容及阴阳清浊升降的基本观点。

【原文】

黄帝曰：阴阳者，天地之道也，万物之纲纪，变化之父母，生杀之本始，神明之府也。治病必求于本。故积阳为天，积阴为地。阴静阳躁，阳生阴长，阳杀阴藏。阳化气，阴成形。寒极生热，热极生寒。寒气生浊，热气生清。清气在下，则生飧泄；浊气在上，则生䐜胀。此阴阳反作，病之逆从也。

故清阳为天，浊阴为地；地气上为云，天气下为雨；雨出地气，云出天气。故清阳出上窍，浊阴出下窍；清阳发腠理，浊阴走五脏；清阳实四支，浊阴归六腑。

【译文】

黄帝道：阴阳是自然界发展运动的一般规律，是分析和归纳千变万化的客观事物的总纲，是万物变化的起源，也是发生、发展和灭亡的根本，有很大道理在其中。凡医治疾病，必须求得病情变化的根本，而道理也不外乎"阴阳"二字。拿自然界变化来比喻，清阳之气聚于上，而成为天，浊阴之气积于下，而成为地。静止属阴，躁动属阳；阳主生成，阴主成长；阳主肃杀，阴主收藏。阳能化生力量，阴能构成形体。寒到极点会生热，热到极点会生寒；寒气能产生浊阴，热气能产生清阳；脾脏的阳气居下而不升，就会发生泄泻之病，胃中浊阴之气居上而不降，就会发生胃脘胀满之病。这就是阴阳的正常和反常变化，因此疾病也就有逆症和顺症的分别。

所以大自然的清阳之气上升蒸腾而为天，浊阴之气下降凝聚而为地。地气蒸发上升为云，天气凝聚下降为雨；雨是地气上升之云转变而成的，云是由天气蒸发水气而成的。人体的变化也是这样，清阳之气出于上窍，浊阴之气出于下窍；清阳发泄于腠理，浊阴内注于五脏；清阳充实于四肢，浊阴内走于六腑。

【提要】

本节以阴阳理论解释饮食生化过程和分析药性功用。

【原文】

水为阴，火为阳，阳为气，阴为味。味归形，形归气，气归精，精归化；精食气，形食味，化生精，气生形；味伤形，气伤精，精化为气，气伤于味。

阴味出下窍，阳气出上窍。味厚者为阴，薄为阴之阳。气厚者为阳，薄为阳之阴。味厚则泄，薄则通。气薄则发泄，厚则发热。壮火之气衰，少火之气壮，壮火食气，气食少火，壮火散气，少火生气。气味，辛甘发散为阳，酸苦涌泄为阴。

【译文】

若把水火分为阴阳，水的性质寒凉，又有润泽和向下流动的特点，属于阴；火的性质炎热，又有向上燃烧的特点，则属于阳。阳是无形的气，阴则是有形的味。饮食可以滋养形体，而形体的生成又须赖气化的功能，功能是由精所产生的，就是精可以化生功能。而精又是由气化而产生的，所以形体的滋养全靠饮食，饮食经过生化作用而产生精，再经过气化作用滋养形体。如果饮食不节，反能损伤形体，机能活动太过，亦可以使精气耗伤，精可以产生功能，但功能也可以因为饮食的不节而受损伤。

味属于阴，故味出于下窍，气属于阳，故气出于上窍。味厚的属纯阴，味薄的属于阴中之阳；气厚的属纯阳，气薄的属于阳中之阴。味厚的有下泻作用，味薄的有疏通作用；气薄的能向外发泄，气厚的能助阳生热。阳气太过，能使元气衰弱，阳气正常，能使元气旺盛，因为过度亢奋的阳气，会损害元气，而元气却依赖正常的阳气，所以过度亢盛的阳气，能耗散元气，正常的阳气，能增强元气。凡气味辛甘而有发散功用的，属于阳，气味酸苦而有涌泄功用的，属于阴。

【提要】

本节是用阴阳理论解释病因发病和病机。

【原文】

帝曰：余闻上古圣人，论理人形，列别脏腑，端络经脉，会通六合，各从其经；气穴所发，各有处名；溪谷属骨，皆有所起；分部逆从，各有条理；四时阴阳，尽有经纪；内外之应，皆有表里。其信然乎？

岐伯对曰：东方生风，风生木，木生酸，酸生肝，肝生筋，筋生心，肝主目。其在天为玄，在人为道，在地为化。化生五味，道生智，玄生神。神在天为风，在地为木，在体为筋，在脏为肝，在色为苍，在音为角，在声为呼，在变动为握，在窍为目，在味为酸，在志为怒。怒伤肝，悲胜怒；风伤筋，燥胜风；酸伤筋，辛胜酸。

南方生热，热生火，火生苦，苦生心，心生血，血生脾，心主舌。其在天为热，在地为火，在体为脉，在脏为心，在色为赤，在音为徵，在声为笑，在变动为忧，在窍为舌，在味为苦，在志为喜。喜伤心，恐胜喜；热伤气，寒胜热；苦伤气，咸胜苦。

中央生湿，湿生土，土生甘，甘生脾，脾生肉，肉生肺，脾主口。其在天为湿，在地为土，在体为肉，在脏为脾，在色为黄，在音为宫，在声为歌，在变动为哕，在窍为口，在味为甘，在志为思。思伤脾，怒胜思；湿伤肉，风胜湿；甘伤肉，酸胜甘。

西方生燥，燥生金，金生辛，辛生肺，肺生皮毛，皮毛生肾，肺主鼻。其在天为燥，在地为金，在体为皮毛，在脏为肺，在色为白，在音为商，在声为哭，在变动为咳，在窍为鼻，在味为辛，在志为忧。忧伤肺，喜胜忧；热伤皮毛，寒胜热；辛伤皮毛，苦胜辛。

北方生寒，寒生水，水生咸，咸生肾，肾生骨髓，髓生肝，肾主耳。其在天为寒，在地为水，在体为骨，在脏为肾，在色为黑，在音为羽，在声为呻，在变动为栗，在窍为耳，在味为咸，在志为恐。恐伤肾，思胜恐；寒伤血，燥胜寒；咸伤血，甘胜咸。

故曰：天地者，万物之上下也；阴阳者，血气之男女也；左右者，阴阳之道路也；水火者，阴阳之征兆也；阴阳者，万物之能始也。故曰：阴在内，阳之守也；阳在外，阴之使也。

【译文】

黄帝问道：我听说上古时代对医学有很高修养的人，研究人体的形态，分辨脏腑的位置，审察经脉的联系，把十二经脉分为阴阳表里相合的六对，各依其经之循行路线；各条经脉上的穴位，各有名称；肌肉与骨骼相连接，各有其起点；分属部位的或逆或顺，各有条理；与天之四时阴阳，都有经纬纪纲；外面的环境与人体内部的互相关联，都有表有里。这些说法都正确吗？

岐伯回答说：东方与春相应，阳升而日暖风和，草木生发，木气能生酸味，酸味能滋养肝脏，肝脏又能滋养筋脉，筋有柔韧能屈能伸则又能生养于心，肝脏关联于目。它在自然界是深远微妙而无穷的，在人能够知道自然界变化的道理，在地为生化万物。大地有生化，所以能产生一切生物；人能认识自然界变化的道理，就能产生一切智慧；宇宙间的深远微妙，是变化莫测的。变化在天空中为风气，在地面上为木气，在人体为筋，在五脏为肝，在五色为青，在五音为角，在五声为呼，在病变的表现为抽搐痉挛，在七窍为目，在五味为酸，在情志中为怒。怒气能伤肝，悲能够抑制怒；风气能伤筋，燥能够抑制风；过食酸味能伤筋，辛味能抑制酸味。

南方与夏相应，阳气盛而生热，热甚则生火，火气能产生苦味，苦味能滋养心脏，心能化生血气，在五行关系中，火能生土，而脾属土，所以说血生脾，心脏关联于舌。它的变化在天是六气中的暑热，在地为五行中火气，在人体为血脉，在五脏为心，在五色为赤，在五音为徵，在五声为笑，在病变的表现为忧心忡忡，在窍为舌，在五味为苦，在情志为喜。暴喜能伤心，恐惧抑制喜；热能伤气，寒气抑制热；苦能伤气，咸味能抑制苦味。

中央应长夏，长夏生湿，湿与土气相应，土气能产生甘味，甘味能滋养脾脏，脾脏能滋养肌肉，并使它生长发达，肌肉丰满则又能养肺，脾脏关联于口。它的变化在天为湿气，在地为土气，在人体为肌肉，在五脏为脾，在五色为黄，在五音为宫，在五声为歌，在病变的表现为哕，在窍为口，在五味为甘，在情志为思。思虑过度伤脾，以怒气抑制思虑；湿气能伤肌肉，以风气抑制湿气；甘味能伤肌肉，酸味能抑制甘味。

西方与秋相应，秋天气急而生燥，燥与金气相应，金能产生辛味，辛味能滋养肺脏，肺脏能滋养皮毛，在五行关系中，金能生水，而肾属水，所以皮毛润泽则又能养肾，肺脏关联于鼻。它的变化在天为燥气，在地为金气，在人体为皮毛，在五脏为肺，在五色为白，在五音为商，在五声为哭，在病变的表现为咳，在窍为鼻，在五味为辛，在情志为忧。忧能伤肺，以喜抑制忧；热能伤皮毛，寒能抑制热；辛味能伤皮毛，苦味能抑制辛味。

北方与冬相应，冬天生寒，寒气与水气相应，水气能产生咸味，咸味能滋养肾脏，肾脏能滋长骨髓，在五行关系中，水能生木，而肝属木，所以说髓生肝，肾气关联于耳。它的变化在天为寒气，在地为水气，在人体为骨髓，在五脏为肾，在五色为黑，在五音为羽，在五声为呻，在病变的表现为战栗，在窍为耳，在五味为咸，在情志为恐惧。恐惧能伤肾，思虑能够抑制恐惧；寒气能伤血，燥（湿）能够抑制寒；咸能伤血，

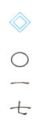

甘味能抑制咸味。

天在上为阳，地在下为阴，万事万物产生在天地之间；气属阳，血属阴，气与血都是由于阴与阳相互作用而生成的；左右为阴阳上升与下降的道路；水性寒，火性热，是阴阳的象征；阴阳的变化，是一切事物生成的根本。所以说阴阳是互相对立，互相为用的，阴在内，为阳气所镇守；阳在外，为阴气所役使。

【提要】

本节以阴阳理论指导辨证。

【原文】

帝曰：法阴阳奈何？

岐伯曰：阳胜则身热，腠理闭，喘粗为之俯仰，汗不出而热，齿干以烦冤，腹满死，能冬不能夏。阴胜则身寒，汗出，身常清，数栗而寒，寒则厥，厥则腹满死，能夏不能冬。此阴阳更胜之变，病之形能也。

【译文】

黄帝道：在医学里，如何具体运用阴阳变化的法则呢？岐伯回答说：如阳气偏胜，则身体发热，腠理紧闭，气粗喘促，呼吸困难，身体亦为之俯仰摆动，无汗发热，牙齿干燥，烦闷，如见腹部胀满，病情凶险，这是属于阳性之病，所以冬天尚能支持，却忍受不了夏季的炎热。阴气盛则身发寒而汗多，或身体常觉冷而不时战栗发寒，甚至手足逆冷，如见手足逆冷而腹部胀满的，同样病情凶险，这是属于阴性的病，所以夏天尚能支持，却忍受不住严寒的冬季。这就是阴阳互相胜负各自导致的基本病理变化和它们的主要临床表现。

【提要】

本节以阴阳的理论指导养生。

【原文】

帝曰：调此二者奈何？

岐伯曰：能知七损八益，则二者可调；不知用此，则早衰之节也。年四十，而阴气自半也，起居衰矣；年五十，体重，耳目不聪明矣；年六十，阴痿，气大衰，九窍不利，下虚上实，涕泣俱出矣。故曰：知之则强，不知则老，故同出而异名耳。智者察同，愚者察异，愚者不足，智者有余，有余则耳目聪明，身体轻强，老者复壮，壮者益治。是以圣人为无为之事，乐恬憺之能，从欲快志于虚无之守，故寿命无穷，与天地终，此圣人之治身也。

【译文】

黄帝问道：如何调和阴阳呢？岐伯说：如果懂得了七损八益的养生之道，则人身的阴阳就可以调和，如果不懂得这个道理，就会使阴阳失去协调，发生早衰现象。就一般人来说，年到四十，肾气已衰减一半了，其起居动作，亦渐渐衰退；到了五十岁，身体觉得沉重，耳目也不够聪明了；到了六十岁，阴萎不用，肾气大衰，九窍不能通利，出现下虚上实的现象，眼泪鼻涕会经常不知不觉地流出来。所以说知道调和的人，身体就强健，不知道调和的人身体就容易衰老；本来是同样的身体，结果却出现了强弱不同的两种情况。懂得养生之道的人，能够注意养生保健；不懂得养生之道的人，只有在出现了强壮与衰弱的不同结果时，才知道注意。不善于调和的人，常感不足，而重视调和的人，就能常有余；有余则耳聪目明，身体轻强，即使已经年老，亦可以身体强壮，当然本来身体强壮的就更好了。所以明达事理的人懂得调和阴阳的重要性，不做对养生不利的事，能顺乎自然，有乐观愉快的旨趣，常使心旷神怡，保持着宁静的生活，所以能够寿命无穷，尽享天年。这是圣人保养身体的方法。

【提要】

本节以阴阳的理论指导针刺原则。

【原文】

故善用针者，从阴引阳，从阳引阴，以右治左，以左治右，以我知彼，以表知里，以观过与不及之理，见微得过，用之不殆。

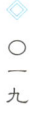

【译文】

善于用针刺治病的医生，掌握阴阳的道理，当病在阳经时，可针刺阴经，从而引出阳经的邪气；当病在阴经时，可针刺阳经，从而引出阴经的邪气。病在右者治于左，病在左者治于右。以及根据人们正常的生理指标，来衡量病人的病理变化及轻重程度；并在外表出现的症状，去了解内部的病变。通过这种方法，来观察和分析疾病是属于邪气太过的实症，还是属于正气不足的虚症。那么，即使只见到疾病初起时的轻微表现，也可以知道病变的真实部位和性质。能够这样诊断疾病，就不会发生错误。根据正确的诊断给人治疗疾病，当然就不会失败了。

【提要】

本节以阴阳的理论指导诊法。

【原文】

善诊者，察色按脉，先别阴阳，审清浊，而知部分；视喘息，听音声，而知所苦；观权衡规矩，而知病所主；按尺寸，观浮沉滑涩，而知病所在。以治无过，以诊则不失矣。

【译文】

所以善于诊治的高明医生，通过诊察病人的色泽和脉搏，先辨别病症的属阴属阳；审察五色的浮泽或重浊，而知道病的部位；观察呼吸，听病人发出的声音，可以得知所患的病苦；诊察四时色脉是否正常，来分析为何脏何腑的病，诊察寸口的脉，从它的浮、沉、滑、涩，来了解疾病所产生的原因。这样在诊断上就不会有差错，治疗也没有过失了。

【提要】

本节根据疾病的阴阳、气血和表里、虚实提出各种治法。

【原文】

故曰："病之始起也，可刺而已；其盛，可待衰而已。"故因其轻而扬之，因其重而减之，因其衰而彰之。形不足者，温之以气；精不足者，补之以味。其高者，因而越之；其下者，引而竭之；中满者，泻之于内；其有邪者，渍形以为汗；其在皮者，汗而发之；其慓悍者，按而收之；其实者，散而写之。审其阴阳，以别柔刚，阳病治阴，阴病如阳。定其血气，各守其乡，血实宜决之，气虚宜掣引之。

【译文】

所以说，病在初起的时候，可用刺法治愈；若病势正盛，必须待其稍为衰退，然后刺之而愈。所以病轻的，使用发散轻扬之法治之；病重的，使用逐渐削减之法治之；若疾病是属于气血衰弱的，应用补益之法治之。形体虚弱的，可以用温性药来补气；精气不足的，应该用味厚的药来滋补。如病在上的，可用吐法使它从上排出；病在下的，可用疏导之法使它从二便排出；病在中为胀满的，可用泻下之法；其邪在外表，可用汤药浸渍让它出汗；邪在皮肤，可用发汗，使其外泄；起病急暴，邪气很盛，尚可以抑制之法，病属于实症的，邪气在表适宜用发散法，邪气在里适用泻下法。观察病的在阴在阳，以辨别其刚柔，阳病应当治阴，阴病应当治阳；确定病邪在气在血，更防其血病再伤及气，气病再伤及血，所以血瘀属实的，当用刺血法治疗，气虚宜用导引法。

阴阳离合论篇第六

【提要】

本节论述了阴阳的普遍性和可分性。

【原文】

阴阳者，数之可十，推之可百，数之可千，推之可万，万之大不可胜数，然其要一也。

【译文】

　　天地阴阳的范围，极其广泛，事物的阴与阳是相对的，在具体运用时，经过进一步推演，则可以由十到百，由百到千，由千到万，再演绎下去，甚至是数不尽的，然而其总的原则仍不外乎对立统一的阴阳道理。

灵兰秘典论篇第八

【提要】

　　本节论述十二脏腑的主要生理功能、相互关系及心的主导作用。

【原文】

　　黄帝问曰：愿闻十二脏之相使，贵贱何如？

　　岐伯对曰：悉乎哉问也！请遂言之。心者，君主之官也，神明出焉。肺者，相傅之官，治节出焉。肝者，将军之官，谋虑出焉。胆者，中正之官，决断出焉。膻中者，臣使之官，喜乐出焉。脾胃者，仓廪之官，五味出焉。大肠者，传道之官，变化出焉。小肠者，受盛之官，化物出焉。肾者，作强之官，伎巧出焉。三焦者，决渎之官，水道出焉。膀胱者，州都之官，津液藏焉，气化则能出矣。凡此十二官者，不得相失也。故主明则下安，以此养生则寿，殁世不殆，以为天下则大昌。主不明则十二官危，使道闭塞而不通，形乃大伤，以此养生则寿，殁世不殆，以为天下则大昌。主不明则十二官危，使道闭塞而不通，形乃大伤，以此养生则殃，以为天下者，其宗大危，戒之戒之！

【译文】

　　黄帝问道：想听你讲讲十二脏器之间相互为用的关系，它们之间有没有重要和次要的分别呢？

岐伯回答说：问得真详细呀！请让我尽量地告诉您。心，在人体中的重要性就好比是君主，人们的聪明智慧都是从心那里生发出来的。肺，好像宰相一样，主管全身的气血，人体内外上下的活动，都需要肺来调节。肝，犹如智勇兼备的将军，谋虑就是从肝那里来的。胆，好比是"中正"的官员，主管人们对事物的判断和对行动的决心，是清虚的脏器；膻中，它包裹护卫着心脏，犹如贴近君主的内臣，传达着君主的喜怒哀乐；脾、胃，犹如仓廪之官，接受和消化食物，通过运输来供养全身；大肠，好似运输官员，主管输送，使水谷糟粕变化成形而排出；小肠，称为受盛之官，其功能是接受脾、胃已消化的食物并对食物进行再消化吸收；肾，能藏精，精能生骨髓而滋养骨骼，能产生出智慧和技巧来；三焦，是决渎之官，主要负责调通水道；膀胱，是州都之官，是水液聚会的地方，经过气化作用而把尿液排出体外。以上十二个脏器的作用不能不协调。当然，君主是最主要的，如果君主贤明，那么群臣就安定，这是根本的法则。依照这个道理来养生，就能够长寿，整个身体都不会有什么大的疾病。如果按照这个道理来治理天下，国家一定能繁荣昌盛。倘若君主不贤明，那么十二官就要受到祸害。而各个脏器的活动一旦失去联系，形体就会受到伤害。如果用这种方法来养生，形体必然遭受损害。倘若以此方法来治理天下，则难保宗庙社稷的安全，这是应该谨慎再谨慎的啊！

六节脏象论篇第九

【提要】

本节论述了脏象的概念和脏象学说的主要内容。

【原文】

　　帝曰：脏象何如？

　　岐伯曰：心者，生之本，神之变也；其华在面，其充在血脉，为阳中之太阳，通于夏气。肺者，气之本，魄之处也；其华在毛，其充在皮，为阳中之太阴，通于秋气。肾者，主蛰，封藏之本，精之处也；其华在

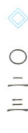

发，其充在骨，为阴中之少阴，通于冬气。肝者，罢极之本，魂之居也；其华在爪，其充在筋，以生血气，其味酸，其色苍，此为阳中之少阳，通于春气。脾、胃、大肠、小肠、三焦、膀胱者，仓廪之本，营之居也，名曰器，能化糟粕，转味而入出者也；其华在唇四白，其充在肌，其味甘，其色黄，此至阴之类，通于土气。凡十一脏，取决于胆也。

【译文】

黄帝问道：人体内脏功能和其表现于外的征象是怎样的关系呢？

岐伯回答说：心是生命的根本，智慧的所在；心的精华反映在面部，功用主要是充实血脉，心是阳中之太阳，与阳气最旺盛的夏季相应。肺是一身之气的根本，是魄所在的地方；它的精华反映在毫毛，功用主要是充实皮表，肺是阳中之太阴，与秋季相应。肾是真阳真阴蛰藏的地方，是封藏的根本，精气储藏的地方；它的精华显现在头发，功用主要是充实骨髓，肾是阴中之少阴，与阳气最盛的冬季相应。肝是四肢的根本，藏魂的地方；它的精华反映在爪甲上，功用主要是充实筋力，生养血气，味酸，苍青色，是阴中之少阳，与阳气上升的春季相应。脾、胃、大肠、小肠、三焦、膀胱是"粮仓"的根本，是营气产生的地方，被称为器，它们能吸收水谷的精华，排泄糟粕，转化五味而主管吸收排泄；它的精华显现在口唇四周，功用主要是充实肌肉，味甘，黄色，属于至阴，与长夏土气相应。上述十一脏功用的发挥，都取决于胆的功能是否正常。

五脏生成篇第十

【提要】

本节论述五脏色诊的要领。

【原文】

五脏之气，故色见青如草兹者死，黄如枳实者死，黑如炲者死，赤如衃血者死，白如枯骨者死，此五色之见死也。

青如翠羽者生，赤如鸡冠者生，黄如蟹腹者生，白如豕膏者生，黑如乌羽者生，此五色之见生也。生于心，如以缟裹朱；生于肺，如以缟裹红；生于肝，如以缟裹绀；生于脾，如以缟裹栝楼实，生于肾，如以缟裹紫，此五脏所生之外荣也。

【译文】

五脏反映在脸上的气色，表现出的青黑色像死草，表现出的黄色像枳实，表现出的黑色像黑煤，表现出的赤色像凝血，表现出的白色像枯骨，都是死亡的征象。这是从五种色泽的表现上来判断的。

面上的气色，青得像翠鸟的羽毛般青绿而有光泽，赤得像鸡冠般红润，黄得像蟹腹般明润，白得像猪脂般光亮润泽，黑得像乌鸦羽毛般透亮，都是生机旺盛的反映。这是从五种色泽的表现上来判断的。只要是心脏有生气的色泽，就像白绢包着朱砂；肺脏有生气的色泽，也像白绢裹着朱砂；肝脏有生气的色泽，就像白绢裹着绀色的东西；脾脏有生气的色泽，就像白绢裹着栝萎实一样；肾脏有生气的色泽，就像白绢裹着紫色的东西。这些是五脏有生气的表现。

【提要】

本节论述了脉、髓、筋、血、气的生理和病理。

【原文】

诸脉者皆属于目，诸髓者皆属于脑，诸筋者皆属于节，诸血者皆属于心，诸气者皆属于肺，此四支八谿之朝夕也。

故人卧血归于肝，肝受血而能视，足受血而能步，掌受血而能握，指受血而能摄。卧出而风吹之，血凝于肤者为痹，凝于脉者为泣，凝于足者为厥，此三者，血行而不得反其空，故为痹厥也。人有大谷十二分，小谿三百五十四名，少十二俞，此皆卫气之所留止，邪气之所客也，针石缘而去之。

【译文】

各类经脉，都往上注入眼；所有的精髓，都属于脑；所有的筋，都属于骨节；所有的血液，都属于心；所有的气，都属于肺，这气血筋脉向四肢八谿的灌注就像潮起潮落一样。

所以人躺下时，血就回归于肝脏。血液运行到四肢百骸：眼睛得血就能看东西；脚得了血能行走；手掌得血能握物；手指得血能灵巧使用。刚起床就到外面，被风吹着，则血凝结在皮肤上，就要发生痹症；如果凝涩在经脉里，就会使得血行迟滞；如果凝涩在足部，就会发生下肢厥冷。这三种疾患，都是由于血液运行不畅通，不能回流到某些谿谷孔穴，所以发生。人身有大谷十二处，小谿三百五十四处，十二关还不在其内。这些都是卫气所到达而停留的地方，也是邪气容易侵占的地方，如果受了邪气的侵袭，必须赶紧用针刺或砭石除掉它。

五藏别论篇第十一

【提要】

本节讨论了奇恒之府、五脏、六腑的生理功能特点。

【原文】

黄帝问曰：余闻方士，或以脑髓为脏，或以肠胃为脏，或以为腑，敢问更相反，皆自谓是，不知其道，愿闻其说。

岐伯对曰：脑、髓、骨、脉、胆、女子胞，此六者，地气之所生也，皆藏于阴而象于地，故藏而不泻，名曰奇恒之府。夫胃、大肠、小肠、三焦、膀胱，此五者，天气之所生也，其气象天，故泻而不藏，此受五脏浊气，名曰传化之腑，此不能久留，输泻者也。魄门亦为五脏使，使水谷不得久藏。所谓五脏者，藏精气而不泻也，故满而不能实。六府者，传化物而不藏，故实而不能满也。所以然者，水谷入口，则胃实而肠虚；食下，则肠实而胃虚，故曰实而不满，满而不实也。

【译文】

黄帝问：我从一些懂得医学道理的人那儿听到的对脏和腑的说法，意见都不一致。有的人把脑髓叫作脏，但又有把脑髓叫作腑的；有的把肠和胃叫作脏，但又有把肠胃脑髓都叫作腑的，他们的说法是相反的，却又都坚持自己的看法。我不知到底谁说的正确，希望听你讲一下。

岐伯答：脑、髓、骨、脉、胆和女子子宫这六个器官，是禀承地气而生的，都能藏精血，好像大地贮藏万物一样，所以能藏而不泄，这叫作"奇恒之腑"。胃、大肠、小肠、三焦、膀胱这五个器官，是感受天气而生的，像天，所以是泄而不藏，它们受纳五脏浊气，叫作"传化之腑"。是不能把他们的受纳物久藏，而须输送泄出的。肛门也是担任五脏行使

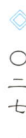

排泄的功能，令水谷不得长久滞留人体。我们所说的五脏，是藏精而不泄的，它必然充满了精气，而从来不会让饮食糟粕存留其中。至于六腑呢，它的作用，是要把食物消化、吸收、输泄出去，所以虽然常常是充实的，却不能像五脏那样没有空虚的时候。食物入口以后，胃里虽实，肠子却是空的，等到食物下去，肠中就会充实，而胃里又空了，所以说"实而不满"、"满而不实"。

【提要】

本节阐明诊脉独取寸口的原理，以及全面诊察的重要性。

【原文】

帝曰：气口何以独为五脏主？

岐伯曰：胃者，水谷之海，六腑之大源也。五味入口，藏于胃，以养五脏气；气口亦太阴也，是以五脏六腑之气味，皆出于胃，变见于气口。故五气入鼻，藏于心肺，心肺有病，而鼻为之不利也。凡治病必察其下，适其脉，观其志意，与其病也。拘于鬼神者，不可与言至德；恶于针石者，不可与言至巧；病不许治者，病必不治，治之无功矣。

【译文】

黄帝问：气口怎么就是五脏的主宰呢？岐伯说：胃是盛贮饮食的器官，叫作水谷之海，是生成营养物质供给五脏六腑活动的源泉。凡是五味入口后，都储留在胃里，来供养脏腑血气。气口也是手太阴肺经，所以五脏六腑的气味，都来源于胃，而它的变化则表现在气口脉上，五气（臊、焦、香、腥、腐）入鼻，进入肺里，而肺有了病变，鼻的功能也就差了。凡是在治疗疾病时，首先要问明病人的排泄情况，辨清脉搏，观察他的精神状态和病情表现。

过分拘守鬼神迷信观念的人，就没有必要

向他说明医疗理论；厌恶针石治疗的人，就必须向他说明针石技巧；不愿接受、不配合治疗的人，他的病是治不好的，勉强治疗也很难收到应有的功效。

异法方宜论篇第十二

【提要】

本篇论述同病异治、因地制宜的治则。

【原文】

黄帝问曰：医之治病也，一病而治各不同，皆愈何也？

岐伯对曰：地势使然也。故东方之地，天地之所始生也，鱼盐之地，海滨傍水。其民食鱼而嗜咸，皆安其处，美其食。鱼者使人热中，盐者胜血，故其民皆黑色疏理，其病皆为痈疡，其治宜砭石。故砭石者，亦从东方来。

西方者，金玉之域，沙石之处，天地之所收引也。其民陵居而多风，水土刚强，其民不衣而褐荐，其民华食而脂肥，故邪不能伤其形体，其病生于内，其治宜毒药。故毒药者，亦从西方来。

北方者，天地所闭藏之域也。其地高陵居，风寒冰冽，其民乐野处而乳食，脏寒生满病，其治宜灸焫。故灸焫者，亦从北方来。

南方者，天地所长养，阳之所盛处也，其地下，水土弱，雾露之所聚也。其民嗜酸而食胕，故其民皆致理而赤色，其病挛痹，其治宜微针。故九针者，亦从南方来。

中央者，其地平以湿，天地所以生万物以众。其民食杂而不劳，故其病多痿厥寒热，其治宜导引按跷，故导引按跷者，亦从中央出也。

故圣人杂合以治，各得其所宜。故治所以异而病皆愈者，得病之情，知治之大体也。

【译文】

黄帝问：医生用不同的方法都能治好病，这是什么原因呢？

岐伯答说：这是地理条件形成的。例如东方地区，类似于春天天地之气开始生长的特性，气候温和，出产鱼盐，近海挨水的当地居民喜欢咸腥类的食物，他们习惯住在这个地方，安居乐业。但是鱼多吃了，会使热邪滞留肠胃；盐多吃了，会耗损血液。当地的人们，大都皮肤较黑，肌理松疏，这里所发生的疾病，多是痈肿一类。在治疗上，大都适合用砭石去治，所以砭石的治病方法也是从东方传来的。

西方是盛产金玉的地方，沙漠地带，具有自然界秋季收敛的特性。那里的人们都是依山而居，多风沙，水土性质刚强。当地居民，不穿棉布，多使用毛布和草席；喜欢鲜美食物，而使人肥胖起来，虽然外邪不易侵犯他们的躯体，他们发病，大都属于内伤类疾病。在治疗上，大都适宜用药物，因此说，药物疗法是从西方传来的。

北方地区，自然气候如同冬季闭藏的特性，地势较高，人们住在山岭上边，周围环境是寒风席卷冰冻的大地。这里的居民过着游牧生活，喜欢随时住在野地里，吃些牛羊乳汁。造成内脏受寒，容易造成腹部胀满的疾病，在治疗上，适宜用艾火灸烤，因此说，灸灼疗法是从北方传来的。

南方地区，类似于自然界长养万物的夏季气候，是阳气最盛的地方。地势低洼，水土卑湿，雾露经常聚集。这里的居民，喜欢吃酸类和发酵的食品；人们的身体，皮肤致密而带红色，这里经常发生拘挛湿痹等病，在治疗上，应该使用微针针刺，因此说，九针的疗法是从南方传来的。

中央地区，地势平坦气候湿润，是自然界中物产最为丰富的地方。那里人们食物的种类很多，生活十分安逸，所以人们发生的疾患，多是痿弱、厥逆寒热等病。在治疗上，应该使用导引按跷的方法。因此说，导引按跷疗法，是从中央地区推广而来的。所以高明的医生综合运用各种疗法，针对与疾病有关的情况，给予恰当的治疗。所以疗法尽管不同，疾病却都能痊愈，这是医生由于能够了解病情，并掌握了治疗大法的缘故啊！

汤液醪醴论篇第十四

【提要】

本节论述了"神不使"的机理和"标本不得，邪气不服"的含义。

【原文】

帝曰：上古圣人作汤液醪醴，为而不用，何也？

岐伯曰：自古圣人之作汤液醪醴者，以为备耳，夫上古作汤液，故为而弗服也。中古之世，道德稍衰，邪气时至，服之万全。

帝曰：今之世不必已，何也？

岐伯曰：当今之世，必齐毒药攻其中，镵石针艾治其外也。

帝曰：形弊血尽而功不立者何？

岐伯曰：神不使也。

帝曰：何谓神不使？

岐伯曰：针石，道也。精神不进，志意不治，故病不可愈。今精坏神去，荣卫不可复收。何者？嗜欲无穷，而忧患不止，精气弛坏，荣泣卫除，故神去之而病不愈也。

帝曰：夫病之始生也，极微极精，必先入结于皮肤。今良工皆称曰：病成名曰逆，则针石不能治，良药不能及也。今良工皆得其法，守其数，亲戚兄弟远近，音声日闻于耳，五色日见于目，而病不愈者，亦何暇不早乎？

岐伯曰：病为本，工为标，标本不得，邪气不服，此之谓也。

【译文】

黄帝道：上古时代有学问的医生，制成汤液和醪醴，但制好却并不使用，这是为什么？岐伯说：古代有学问的医生，他做好汤液和醪醴，是做好备用的，因为上古太和之世，人们身心康泰，很少得病，所以虽制成了汤液，还是放在那里不用的。到了中古时代，养生之道渐渐不被重视，人们的身心比较虚弱，因此外界邪气时常能够乘虚伤人，但只要服些汤液醪醴，病就可以好了。黄帝道：现在的人，虽然服了汤液醪醴，但病不一定好转，这是什么缘故呢？岐伯说：现在的人和中古时代又不同了，人们已经不重视养生了，疾病很复杂，一有疾病，必定要用药物内服、砭石、针灸外治，才能把病治好。

黄帝道：当病情发展到了形体弊坏、气血竭尽的地步，尽管把药物、针灸、砭石等各种治疗方法都用上，但病乃不能痊愈，这里有什么道理？岐伯说：这是因为病人的神气，已经不能使针药等疗法发挥作用的关系。黄帝道：为什么神气不能使针药等疗法发挥作用？岐伯说：针石治病，这不过是一种方法而已。现在病人的神气已经衰败，意志已经散乱，纵然有好的方法，神气对任何治疗措施都没有反应，病就不能好。况且病人的严重情况，是已经达到精神败坏、神气离去、荣卫不可以再恢复的地步了。之所以病情会发展到这样的地步，关键在于人们不重视调养精神，嗜好欲望没有穷尽，忧愁患难又无休无止。

黄帝道：凡病初起时，大多是比较轻微而容易治疗，那是因为病邪入侵是先侵犯皮肤等浅表部位。现在经过医生一看，都说是病已经成，而且发展和预后很不好，用针石不能治愈，吃汤药亦无济于事了。现在医生都能掌握治病的原则和方法，能正确使用治疗技术，与病人像亲戚兄弟一样亲近，声音的变化每日都能听到，五色的变化每日都能看到，然而病却不能治好，这是不是治疗得不及时呢？岐伯说：这是因为病的性质和病人心理为本，医生的技术和药物为标，病人与医生不能相互配合，病邪就不能被制服，道理就在这里。

【提要】

本节论述水肿的病机、治则、治法。

【原文】

　　帝曰：其有不从毫毛而生，五脏阳以竭也，津液充郭，其魄独居，孤精于内，气耗于外，形不可与衣相保，此四极急而动中，是气拒于内，而形施于外，治之奈何？

　　岐伯曰：平治于权衡，去宛陈莝，微动四极，温衣，缪刺其处，以复其形。开鬼门，洁净府，精以形服，五阳已布，疎涤五脏，故精自生，形自盛，骨肉相保，巨气乃平。

【译文】

　　黄帝道：有的病不是因为邪气从外表毫毛入侵而生的，而是由于五脏的阳气衰竭，以致水气充满于皮肤，而阴气独盛，阴气转化为水液废料，则阳气又向外耗散，形体浮肿，不能穿上原来的衣服，四肢肿胀而影响到内脏，这是阴气充满胸腹腔，而又逼迫肺脏，对这种病应该怎么治疗呢？岐伯说：要平复水气，当根据病情的轻重，驱除体内的积水，并让病人四肢做些轻微运动，促进体内阳气的运行，穿衣服温暖一些，帮助阳气恢复，而阴凝易散。用缪刺方法，针刺肿处，泻去水肿以恢复原来的形态。用发汗和利小便的方法，开汗孔，泻膀胱，使津液产生并布散，五脏阳气输布，进一步疏通五脏的郁积。这样，精气自会生成，形体也强盛，骨骼与肌肉保持着常态，正气也就恢复正常了。

脉要精微论篇第十七

【提要】

　　本节论述"诊法常以平旦"的原理及四诊合参的诊法原则。

【原文】

　　黄帝问曰：诊法何如？

　　岐伯对曰：诊法常以平旦，阴气未动，阳气未散，饮食未进，经脉未盛，络脉调匀，气血未乱，故乃可诊有过之脉。

切脉动静而视精明，察五色，观五脏有余不足，六腑强弱，形之盛衰，以此参伍，决死生之分。

【译文】

黄帝问道：诊脉的方法怎样的呢？

岐伯回答说：诊脉最好是在早晨进行，因为那时人没有活动，阴气没有被扰，阳气还没有耗散，又未进过饮食，经脉之气还没有太充盛，络脉之气也比较均匀，气血也比较平静，所以比较容易诊出异常的脉象。

在诊察病人脉搏动静变化的同时，还要看病人两眼的神气，观察面色光泽，从而分析病人的五脏是有余，还是不足，六腑功能的强弱虚实，形体是盛还是衰，将这些方面加以综合比较，来判别病人的病情轻重和预后的吉凶。

【提要】

本节诊述诊脉原理及脉象主病。

【原文】

夫脉者，血之府也。长则气治，短则气病，数则烦心，大则病进，上盛则气高，下盛则气胀，代则气衰，细则气少，涩则心痛，浑浑革至如涌泉，病进而色弊，绵绵其去如弦绝，死。

【译文】

脉是血液所归聚的地方、又是血液流通的隧道。脉长表明气血调和通畅；脉短则表明气不足而运行无力；脉数表明出现心中烦热的病症；脉大表明病势正在进行；上部脉盛，是病气堵在人体上部；若见下部脉盛，是邪气胀满腹部；代脉是五脏之气衰弱；细脉是气血虚少；涩脉是气血滞导致心痛；脉来刚硬急坚，就像奔涌的泉水，反映气血非常紊乱是病情加重，已到危险地步；如果脉来似有若无，又像琴弦突然断绝，那是死亡的征兆。

【提要】

本节论察五色、视精明诊法。

【原文】

夫精明五色者，气之华也，赤欲如白裹朱，不欲如赭；白欲如鹅羽，不欲如盐；青欲如苍璧之泽，不欲如蓝；黄欲如罗裹雄黄，不欲如黄土，黑欲如重漆色，不欲如地苍。五色精微象见矣，其寿不久也。夫精明者，所以视万物，别白黑，审短长。以长为短，以白为黑，如是则精衰矣。

【译文】

面部的五色，是内脏精气的外在表现。红色应当像白绸裹着朱砂一样，红润而有光泽，不应当像赭石那样红色而带紫；白色应当像鹅的羽毛那样白而光洁，不应当像盐的颜色那样白而略带灰暗；青色应当像苍璧一样青而莹润光泽，不应当像靛青那样青而沉暗；黄色应当像罗纱裹着雄黄那样黄中透红，不应当像黄土一样黄而枯暗；黑色应当像重漆那样黑而光亮，不应当像地苍那样枯暗像炭灰。倘若五色精微之象暴露在外面，那人的寿命便不长了。两眼最精明的地方在于观察万物、辨别黑白、审察长短的。如果长短不分、黑白颠倒，那就说明精气已经衰败了。

【提要】

本节诊述诊断五脏精气失守的方法。

【原文】

五脏者，中之守也。中盛脏满，气胜恐伤者，声如从室中言，是中气之湿也。言而微，终日乃复言者，此夺气也。衣被不敛，言语善恶，不避亲疏者，此神明之乱也。仓廪不藏者，是门户不要也。水泉不止者，是膀胱不藏也。得守者生，失守者死。

【译文】

五脏的作用是守护精气和神气，让它们不外泄、散失。如果腹中甚盛，

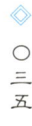

脏气胀满，气胜而喘，容易恐惧，说话声音又重浊而不清亮，乃是中气失去平衡有湿邪入侵的缘故。如果说话的声音低微，整天讲些翻来覆去的重复之语，这是由于正气衰夺的缘故。如果病人不愿着衣盖被，言语错乱，不分亲疏远近，则是由于精神紊乱的缘故。如果肠胃不能藏纳水谷，大便失禁的，则是由于肾虚不能约束门户的缘故。如果小便失禁，则是由于膀胱不能贮藏津液的缘故。倘若五脏能够各自起到藏精守内的作用，虽然有病但有好转的希望；倘若五脏不能藏精守内，病人就会死亡。

【提要】

本节论述通过察形之盛衰以知五脏得强与失强。

【原文】

夫五脏者，身之强也。头者，精明之府，头倾视深，精神将夺矣。背者，胸中之府，背曲肩随，府将坏矣。腰者，肾之府，转摇不能，肾将惫矣。膝者，筋之府，屈伸不能，行则偻附，筋将惫矣。骨者，髓之府，不能久立，行则振掉，骨将惫矣。得强则生，失强则死。

【译文】

五脏精气充沛，是保持身体强壮的根本。头是藏精气、神气的地方，如果头部低垂抬不起来，眼睛凹陷没有神采，这是精神将要衰败的表现。背是胸腔的主要支柱，若是背弯曲而肩下垂，便是胸中之气要衰败了。腰是肾所在的地方，若腰部不能转动，便是肾脏要衰竭了。膝是筋会集的地方，倘若屈伸困难，走路便曲背低头，表明筋要疲惫了。骨是藏髓的地方，如果不能久立，行走动摇不稳，则表明骨要衰颓了。五脏若能由弱转强，病人还有好转的希望；五脏若不能由弱转强，病人就会死亡。

【提要】

本节论述脉应四时的机理。

【原文】

帝曰：脉其四时动奈何？知病之所在奈何？知病之所变奈何？知病乍在内奈何？知病乍在外奈何？请问此五者，可得闻乎？

岐伯曰：请言其与天运转大也。万物之外，六合之内，天地之变，阴阳之应，彼春之暖，为夏之暑，彼秋之忿，为冬之怒。四变之动，脉之与上下，以春应中规，夏应中矩，秋应中衡，冬应中权。是故冬至四十五日，阳气微上，阴气微下；夏至四十五日，阴气微上，阳气微下。阴阳有时，与脉为期，期而相失，知脉所分，分之有期，故知死时。微妙在脉，不可不察。察之有纪，从阴阳始。始之有经，从五行生，生之有度，四时为宜。补泻勿失，与天地如一。得一之情，以知死生。是故声合五音，色合五行，脉合阴阳。

【译文】

黄帝问道：脉应四时而动有什么不同？怎样从诊脉知道病之所在？怎样从诊脉知道病的变化？怎样从诊脉知道病的忽然内在变化呢？怎样从诊脉知道病的忽然外在变化呢？想请教这五个问题，你能把其中的道理讲给我听吗？

岐伯说：请让我讲一下人体的阴阳升降与天气运行的关系吧。万物之外，宇宙之内，一切的变化都和阴阳的变化规律相适应，如春天的气候暖和，发展为夏天的气候酷热；秋天的凉爽，发展为冬天的严寒。人的脉象也是随着四时的变迁而升降沉浮的，所以春季的脉象像圆规所画的弧线般圆滑，夏季的脉象像用矩所画出的有棱有角的正方形般洪大方正，秋季的脉象像秤杆般轻轻飘浮，冬季的脉象像秤锤般沉下而不浮动。因此冬至后四十五天，阳气微升，阴气微降；夏至后四十五天，阳气微降，阴气微升。阴阳的升降有一定的规律，与脉象的变化相一致。倘若脉象和四时不相适应，就可以从脉象的变化知道疾病的根源在哪个内脏，再根据脏气的盛衰，推究出患者的死期。这其中的微妙都在脉象上，不可以不仔细地体察。体察脉象有一定技巧，必须从阴阳的辨别开始。阴阳也有起始终端，是借五行而产生的，它们的产生也有一定的法则，即以四时的变化为规律。因此，诊病时用补用泻，都不要背离这个规律。知道了这些道理，就能够预知疾病的发展了。所以说听声音要对应五音，看气色要对应五行，诊脉象要对应阴阳。

【提要】

本节论述从不同的梦境去分析诊断疾病。

【原文】

是知阴盛则梦涉大水恐惧，阳盛则梦大火燔灼，阴阳俱盛则梦相杀毁伤；上盛则梦飞，下盛则梦堕；甚饱则梦予，甚饥则梦取；肝气盛则梦怒，肺气盛则梦哭，短虫多则梦聚众，长虫多则梦相击毁伤。

【译文】

阴气过盛的人，多梦见渡大水而恐惧；阳气过盛的人，就会梦见大火焚烧；阴阳俱盛的人，就会梦见互相残杀；上部气盛的人，就会梦见向上飞扬；下部气盛的人，就会梦见向下坠落；吃得过饱，常会梦见给人东西；饥饿过度，就会梦见取来食物自己吃；肝气盛，会梦见自己发怒；肺气盛，会梦见自己悲伤痛哭；腹中短虫多，会梦见众人聚集；腹中长虫多，会梦见与人相斗受伤。

【提要】

本节诊述医生诊脉应具有的态度和诊脉的主要法则。

【原文】

是故持脉有道，虚静为保。春日浮，如鱼之游在波；夏日在肤，泛泛乎万物有余；秋日下肤，蛰虫将去；冬日在骨，蛰虫周密，君子居室。故曰：知内者按而纪之，知外者终而始之，此六者，持脉之大法。

【译文】

所以，诊脉要有一定的方法，其中心情宁静是最根本的。春天脉象微浮，像鱼在水中游一样；夏天脉充皮肤，非常浮泛，像万物繁荣茂盛一样；秋天脉象微沉，沉伏在皮肤下，好像蛰虫要入穴蛰伏一样；冬天脉沉在骨，像蛰虫在穴中周密隐藏、人们深居内室一般。所以说要知道脉在体内变化怎样，必须深按才能了解其中的技巧；要知道脉在体外表现怎样，则要根据病情来推究致病的本源。这春、夏、秋、冬、内、外六点，是诊脉时必须了解的重要法则。

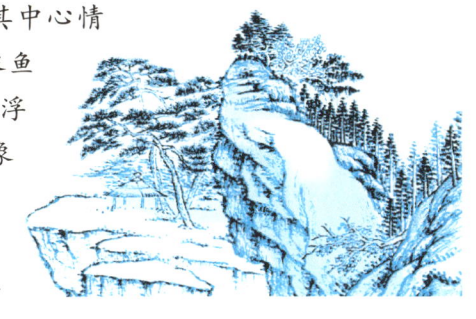

【提要】

本节论述尺肤诊法的内容。

【原文】

尺内两傍，则季胁也。尺外以候肾，尺里以候腹中。附上，左外以候肝，内以候鬲；右外以候胃，内以候脾。上附上，右外以候肺，内以候胸中；左外以候心，内以候膻中。前以候前，后以候后。上竟上者，胸喉中事也；下竟下者，少腹腰股膝胫足中事也。

【译文】

尺部的脉两旁是反映两胁肋的情况的。轻按尺部可以诊断肾，重按尺部可以诊断腹。尺的中部，轻按它的左侧，可以诊断肝，重按可以诊断膈；轻按它的右侧，可以诊断胃，重按可以诊断脾。尺的上部，轻按它的右侧，可以诊断肺，重按可以诊断胸中；轻按左部，可以诊断心，重按可以诊断膻中。从臂内阴经运行的部位，可以诊断腹；从臂外阴经运行的部位，可以诊断背。上段之尽头，是诊断头项胸喉部疾病的；下段之尽头，是诊断少腹腰股膝胫足中部疾病的。

平人气象论篇第十八

【提要】

本节论述平息调脉法和辨别平、病、死脉的基本方法。

【原文】

黄帝问曰：平人何如？

岐伯对曰：人一呼脉再动，一吸脉亦再动，呼吸定息脉五动，闰以太息，命曰平人。平人者不病也。常以不病调病人，医不病，故为病人平息以调之为法。

人一呼脉一动，一吸脉一动，曰少气。人一呼脉三动，一吸脉三动而躁，尺热曰病温；尺不热脉滑曰病风；脉涩曰痹。人一呼脉四动以上曰死；脉绝不至曰死；乍疏乍数曰死。

【译文】

黄帝问道：正常人的脉象是怎样的？

岐伯回答说：正常人的脉搏，人一次呼气脉跳动两次，一次吸气脉也跳动两次。一呼一吸叫作一息，一息脉跳动四次，有时一息脉跳动五次，是因为呼吸较长的缘故。这是指平人而说的。所说的平人，就是健康无病的正常人。诊脉通常根据正常人的均匀呼吸来诊察病人的脉息。医生是无病的正常人，所以调匀呼吸来计算病人的脉搏。

如果一次呼气，脉跳动一次，一次吸气，脉也跳动一次，这是气虚的现象。如果呼气而脉跳动三次，一次吸气而脉也跳动三次并且有点躁急，尺部皮肤发热，这是温病的表现；尺部皮肤不热，脉搏往来流利的，这是风病；脉象涩的，是痹病。如果一次呼气而脉动四次以上的，叫作死脉；脉搏中断不再有的，叫作死脉；脉搏忽快忽慢的，也叫作死脉。

【提要】

本节论述四时五脏平、病、死脉及胃气在脉象中的意义。

【原文】

平人之常气禀于胃，胃者，平人之常气也。人无胃气曰逆，逆者死。

春胃微弦曰平；弦多胃少曰肝病；但弦无胃曰死；胃而有毛曰秋病，毛甚曰今病。脏真散于肝，肝藏筋膜之气也。

夏胃微钩曰平；钩多胃少曰心病；但钩无胃曰死；胃而有石曰冬病，石甚曰今病。脏真通于心，心藏血脉之气也。

长夏胃微软弱曰平；弱而胃少曰脾病；但代无胃曰死；软弱有石曰冬病，弱甚曰今病。脏真濡于脾，脾藏肌肉之气也。

秋胃微毛曰平；毛多胃少曰肺病；但毛无胃曰死；毛而有弦曰春病，弦甚曰今病。脏真高于肺，以行荣卫阴阳也。

冬胃微石曰平；石多胃少曰肾病；但石无胃曰死；石而有钩曰夏病，钩甚曰今病。脏真下于肾，肾藏骨髓之气也。

【译文】

正常人的脉气来源于胃，胃气就是正常人的脉气。人的脉象中如果没有胃气，叫作逆象，出现逆象的就会死亡。

春时的脉象，弦象中带有柔和的胃气，叫作平脉；如果脉象弦象多而柔和的胃气不足，就是肝病；如果只出现弦脉而没有和缓的胃气，就要死亡；如果有胃气，但同时出现毛脉，即使春天不发病，估计到了秋天也会生病；如果浮散的现象太突出，很快便会生病。春天是五脏的精气散发到肝脏，肝脏是滋养筋膜之气的。

夏时的脉象，和缓中带有洪大的脉象，叫作平脉；如果洪象明显而柔和的胃气不足，就是心脏有病；若只见洪大的脉象而没有柔和的胃气，就要死亡；如果虽然有胃气而同时又有沉脉，即使夏天不发病，估计到了冬天就会生病；如果沉脉太明显，很快就会生病。夏天是五脏的精气通于心，心是滋养血脉之气的。

长夏的脉象，微带软弱而有柔和的胃气，叫作平脉；如果软弱之象明显而柔和的胃气少，就是脾脏有病；如果只出现弱脉而没有柔和的胃气，就要死亡；如果软弱脉象中又出现沉脉的，估计到了冬天就要生病；如果沉脉太明显，很快就会生病。长夏的五脏精气滋养在脾，脾脏是滋养肌肉之气的。

秋时的脉象，微浮而有柔和之象的，叫作平脉；如果浮脉明显而柔和的胃气不足，肺脏就会有病；如果只出现浮脉而没有胃气，就要死亡；如果浮脉中又出现沉脉的，估计到了春天就要生病；如果弦脉太明显，很快就会生病。秋天的五脏精气聚集在肺，肺位高居上焦，有助于运行营卫阴阳之气。

冬天的脉象，和缓中微带有沉象，叫作平脉；如果沉脉明显而柔和的胃气少，肾脏有病；如果只出现沉脉而无胃气，就要死亡；如果沉脉中又出现洪脉，估计到了夏天就会生病；如果洪脉太明显，很快就会生病。冬天的五脏精气向下聚集在肾，肾脏是滋养骨髓之气的。

【提要】

本节论述虚里诊法及其临床意义。

【原文】

胃之大络，名曰虚里。贯鬲络肺，出于左乳下，其动应衣，脉宗气也。盛喘数绝者，则病在中；结而横，有积矣；绝不至曰死。乳之下其动应衣，宗气泄也。

【译文】

胃经的大络，称做虚里。它从腹腔通过膈肌，向上联络肺脏，出现在左乳下，用手按压能感觉搏动，这是脉的宗气。如果跳动太剧烈太快，是病在胸中的征象；如果跳动时有歇止的，位置横移的，病有积块；若脉绝不至，就会死亡。如果乳下虚里处脉搏动而在衣服外面就能看见，便是宗气外泄之象。

【提要】

本节论述脉与四时阴阳顺逆的关系。

【原文】

脉从阴阳，病易已；脉逆阴阳，病难已。脉得四时之顺，曰病无他；脉反四时及不间脏，曰难已。

【译文】

脉来盛紧的，出现腹胀。脉顺阴阳，病易痊愈；脉逆阴阳，病就不易痊愈了。脉与四时相应为顺，即便患病，也不会有其他危险；如果脉与四时相反，或者病情出现不间断的变化，病就难以治好了。

【提要】

本节论述寸口脉诊与尺脉诊合参诊断疾病的方法。

【原文】

臂多青脉，曰脱血。尺脉缓涩，谓之解㑊安卧。脉盛，谓之脱血。尺涩脉滑，谓之多汗。尺寒脉细，谓之后泄。脉尺粗常热者，谓之热中。

【译文】

臂多见弦脉，是由于失血。尺脉缓而脉来涩，会出现倦怠无力，喜欢躺着。尺脉热而脉盛，会形成出血疾病。尺脉涩，脉来滑，会出现多汗病。尺脉寒，脉来细，会有腹泻疾病。尺脉粗，脉气经常出现发热，是里热病症的反映。

【提要】

本节说明水肿、黄疸、胃疸的诊断要点以及妇人妊娠的脉象表现。

【原文】

颈脉动喘疾咳，曰水。目裹微肿，如卧蚕起之状，曰水。溺黄赤安卧者，黄疸。已食如饥者，胃疸。面肿曰风。足胫肿曰水。目黄者曰黄疸。妇人手少阴脉动甚者，妊子也。

【译文】

颈部脉搏跳动过盛，并出现喘咳的症状，是水病。目胞浮肿像刚脱皮的蚕，也是水病。小便颜色黄赤，喜欢躺卧，是黄疸病。饮食过后很快觉得饥饿，是胃疸病。面部浮肿的，是风水病。两脚和小腿浮肿的，是胕水病。目珠发黄的，是黄疸病。妇女手少阴脉跳动过盛的，是怀孕的征象。

【提要】

本节举例说明分辨脉之顺逆以判断疾病的预后。

【原文】

脉有逆从四时，未有脏形，春夏而脉瘦，秋冬而脉浮大，命曰逆四时也。风热而脉静，泄而脱血脉实，病在中；脉虚，病在外。脉涩坚者，皆难治，命曰反四时也。

【译文】

脉有与四时不相适应的，就是应该出现某种脉象的季节里见不到这种脉象，却出现别的脉象，如春夏的脉应当浮大却出现瘦小的现象，秋冬的脉应瘦小却反见浮大，叫作逆反四时。风热的脉应躁却反见沉静，泄泻脱血的病脉应虚而反见实脉，病在内的脉应实而反见虚脉，病在外的脉应浮滑而反见涩坚，这样的病很难治好，因为它们违反了四时。

【提要】

本节论述胃气脉与真脏脉以及胃气在脉象中的重要意义。

【原文】

人以水谷为本，故人绝水谷则死，脉无胃气亦死。所谓无胃气者，但得真脏脉不得胃气也。所谓脉不得胃气者，肝不弦，肾不石也。

【译文】

人的生命活动把水谷的营养作为根本，如果断绝了水谷之气，人就要死亡。脉如果没有和缓的胃气，也是要死亡的。所说的脉中无胃气，就是只出现真脏脉，而没有柔和的胃气之脉。所说的脉不得胃气，就是肝脉不出现弦象，肾脉不出现石象。

【提要】

本节论述四时五脏之平脉、病脉、死脉的不同脉象。

【原文】

　　夫平心脉来，累累如连珠，如循琅玕，曰心平。夏以胃气为本。病心脉来，喘喘连属，其中微曲，曰心病。死心脉来，前曲后居，如操带钩，曰心死。

　　平肺脉来，厌厌聂聂，如落榆荚，曰肺平。秋以胃气为本。病肺脉来，不上不下，如循鸡羽，曰肺病。死肺脉来，如物之浮，如风吹毛，曰肺死。

　　平肝脉来，软弱招招，如揭长竿末梢，曰肝平。春以胃气为本。病肝脉来，盈实而滑，如循长竿，曰肝病。死肝脉来，急益劲，如新张弓弦，曰肝死。

　　平脾脉来，和柔相离，如鸡践地，曰脾平。长夏以胃气为本。病脾脉来，实而盈数，如鸡举足，曰脾病。死脾脉来，锐坚如乌之喙，如鸟之距，如屋之漏，如水之流，曰脾死。

　　平肾脉来，喘喘累累如钩，按之而坚，曰肾平。冬以胃气为本。病肾脉来，如引葛，按之益坚，曰肾病。死肾脉来，发如夺索，辟辟如弹石，曰肾死。

【译文】

　　正常的心脉，像一颗颗连珠般不停地流转，如同抚摸用玉琢成的琅玕那样盛满滑利，这叫平脉。夏季把和缓的胃气作为根本。如果心脏有了病，脉就显得非常急促；偶尔有低陷的现象，这是病脉。如果脉起来时似乎旺盛而不舒展，伏去时又全无和缓之意，这是死脉。

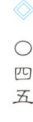

正常的肺脉，轻浮虚软，如同榆钱飘然下落一样，这是平脉。秋季把和缓的胃气作为根本。如果触摸到脉象像抚摸鸡的羽毛一样，毛中含有坚劲之意，这是病脉。如果脉像草浮在水上，像风吹草一样散乱轻浮，这是死脉。

正常的肝脉，如同举起长竿末梢那样柔软起伏而弦长，这是平脉。春季把和缓的胃气作为根本。如果诊脉时感觉满指滑实，像抚摸长竿一样，这是病脉。如果脉急而有劲，像新张的弓弦一样，这是死脉。

正常的脾脉，和柔相附相济，从容不迫，就像鸡足踏地一样，这是平脉。长夏季节把和缓的胃气作为根本。如果脉充实而数，就像鸡抬脚一样快，这是病脉。如果脉象像鸟嘴鸟爪一样坚锐，如同房屋漏水一样点滴无规则，如同流水一样去而不返，这是死脉。

正常的肾脉，喘喘累累，连贯圆滑，就像心脏的钩脉，诊摸时感觉像石头一样坚硬，这是平脉。冬季把胃气作为根本。如果脉象像牵引的葛蔓，诊摸时感觉更加坚硬，这是病脉。如果脉象像解绳索一般数而散乱，又像石头弹丸撞击手指那样坚硬、急促，这是死脉。

玉机真脏论篇第十九

【提要】

本节论述五脏疾病传变规律及其预后。

【原文】

五脏受气于其所生，传之于其所胜，气舍于气所生，死于其所不胜。病之且死，必先传行至其所不胜，病乃死，此言气之逆行也，故死。肝受气于心，传之于脾，气舍于肾，至肺而死。心受气于脾，传之于肺，气舍于肝，至肾而死。脾受气于肺，传之于肾，气舍于心，至肝而死。肺受气于肾，传之于肝，气舍于脾，至心而死。肾受气于肝，传之于心，气舍于肺，至脾而死。此皆逆死也。一日一夜五分之，此所以占死生之早暮也。

黄帝曰：五脏相通，移皆有次。五脏有病，则各传其所胜。不治，若三月若六月，若三日若六日，传五脏当死，是顺传所胜之次。故曰："别于阳者，知病从来；别于阴者，知死生之期。"言知至其所困而死。

【译文】

五脏所受的病气来源于它所在的脏腑，传给它能克制住的脏腑，停留在自己所在的脏腑，死于能克制住自己的脏腑。当病到了要死的时候，必先传到克制自己的脏腑，病人才死，这是说病气逆行而死的情况！举例来说：肝接受从心传来的病气，传行到脾，病气留止在肾，传到肺就死了。心受到从脾传来的病气，传行到肺，病气留止在肝，传到肾就死了。脾接受从肺传来的病气，传行到肾，病气留止在心，传到肝就死了。肺接受从肾传来的病气，传行到肝，病气留止在脾，传到心就死了。肾接受从肝传来的病气，传行到心，病气留止在肺，传到脾就死了。这些都是病气逆行而死的情况。把一天一夜划为五个时间段分配到五脏，就可推测出死的早晚。

黄帝说：五脏相通，病气转移有一定的次序。五脏如果有病，就会传给各自所克之脏；凡属不治之症多则三个月、六个月，少则三天、六天，病症只要传遍五脏，人肯定就会死，这就是邪气按照五行相克的次序传变。所以说，能够辨别外症，就知道病在哪个经脉；能够辨别里症，就知道在什么时间发病，就是说某脏到了它受困的时候，就死了。

【提要】

本节论述外邪袭表伤脏传变规律及疾病不依次相传的机理。

【原文】

是故风者百病之长也，今风寒客于人，使人毫毛毕直，皮肤闭而为热，当是之时，可汗而发也；或痹不仁肿痛，当是之时，可汤熨及火灸刺而去之。弗治，病入舍于肺，名曰肺痹，发咳上气。弗治，肺即传而行之肝，病名曰肝痹，一名曰厥，胁痛出食，当是之时，可按若刺耳。弗治，肝传之脾，病名曰脾风，发

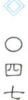

瘅，腹中热，烦心出黄，当此之时，可按可药可浴。弗治，脾传之肾，病名曰疝瘕，少腹冤热而痛，出白，一名曰蛊，当此之时，可按可药。弗治，肾传之心，病筋脉相引而急，病名曰瘛，当此之时，可灸可药。弗治，满十日，法当死。肾因传之心，心即复反传而行之肺，发寒热，法当三岁［日］死，此病之次也。

然其卒发者，不必治于传；或其传化有不以次，不以次入者，忧恐悲喜怒，令不得以其次，故令人有大病矣。因而喜大虚则肾气乘矣，怒则肝气乘矣，悲则肺气乘矣，恐则脾气乘矣，忧则心气乘矣。此其道也。故病有五，五五二十五变，及其传化。传，乘之名也。

【译文】

风邪是引起多种疾病的重要因素，被称为百病之长。风寒侵入了人体，使人毫毛竖立，皮肤汗孔闭塞，出现发热但无汗的症状。在这个时候，用出汗的方法可以治好。当出现麻痹不仁、肿痛等症状，可用热敷、火、灸或针刺等方法治好。如果不及时治疗，病气就会传行并留止在肺部，这就是肺痹，产生咳嗽气喘等症状，如果还不治疗，就会从肺传行到肝，成为肝痹，又叫作肝厥，就会发生胁痛和呕吐等症状。在这个时候，可用按摩或针刺等方法治疗，如果仍不及时治疗，病气从肝传行到脾，病名脾风，发生黄疸、腹中热、心烦、小便黄等症状。在这个时候，可用按摩、药物和汤浴等方法治疗。如再不及时治疗，病气从脾传行到肾，病名叫作疝瘕，出现小腹蓄热疼痛、小便白浊等症状，又叫作蛊病。在这个时候，可用按摩、药物等方法治疗。如果继续耽误下去，病气从肾传行到心，出现筋脉相引拘挛的症状，叫作瘛病。在这个时候，可用艾灸、药物来治疗。如果仍不见好转，十天以后，就会死亡。如果病邪由肾传行于心，心又反传到肺脏，又产生发冷发热的症状，三天就会死亡，这是疾病传行的顺序。

但是骤然暴发的疾病，就不必非要根据这个次序去治疗；有的传变本身也不一定完全按照这个次序。所以不完全依这个次序，是因为可能由于忧恐、悲、喜、怒等情绪过激而突然激起暴病。比如太过喜而损伤心，克它的肾气就趁机侵入。怒伤肝，克它的肺气就趁机侵入。过思伤脾，克它的肝气就趁机侵入。过恐伤肾，克它的脾气就趁机侵入。过忧伤肺，克它的心气就趁机侵入。这就是疾病不依次序传变的规律。所以病虽有五变，但能够发为五五二十五变，这和正常的传化是相反的。传，就是"乘"的别名。

【提要】

本节论述四易、四难的含义及其临床意义。

【原文】

黄帝曰：凡治病，察其形气色泽，脉之盛衰，病之新故，乃治之，无后其时。形气相得，谓之可治；色泽以浮，谓之易已；脉从四时，谓之可治；脉弱以滑，是有胃气，命曰易治，取之以时。形气相失，谓之难治；色夭不泽，谓之难已；脉实以坚，谓之益甚；脉逆四时，为不可治。必察四难而明告之。

【译文】

黄帝说：治病都要先诊察病人的形体与神气、色泽，以及脉的虚实、病的新旧，然后才给予及时治疗，不能匆忙施治，而后观察。病人形体和神气相一致，是可治之症；气色浮润，病是容易治愈的；脉象和四时相适应，是可治之症；脉来弱而流利，也叫作易治的病。以上都算可治、易治之症，但要及时地进行治疗才行。形体和神气不相一致，是难治之症；气色枯燥而不润泽，病是不易治愈的。脉象充实并且坚硬，那是更加沉重的病症；如果脉象和四时不相适应，那就是治不好的症状了。一定要察明这四种难治的病，清楚地告诉病人。

【提要】

本节论述五虚证、五实证的概念、预后及其转机。

【原文】

黄帝曰：余闻虚实以决死生，愿闻其情。

岐伯曰：五实死，五虚死。

　　帝曰：愿闻五实五虚。

　　岐伯曰：脉盛，皮热，腹胀，前后不通，闷瞀，此谓五实。脉细，皮寒，气少，泄利前后，饮食不入，此谓五虚。

　　帝曰：其时有生者，何也？

　　岐伯曰：浆粥入胃，泄注止，则虚者活；身汗得后利，则实者活，此其候也。

【译文】

　　黄帝说：我听说根据虚实可以预先判断生死，希望听你讲一讲这其中的道理。

　　岐伯说：只要有五实就得死，只要有五虚也得死。

　　黄帝说：那么你就说一说什么叫作五实五虚吧！

　　岐伯说：脉象旺盛，是心实；皮肤发热，是肺实；肚腹胀满，是脾实；大小便不通，是肾实；心里烦乱，是肝实；这就叫作五实。脉象极细，是心虚；皮肤发冷，是肺虚；气短不足，是肝虚；大便泄泻，是肾虚；不想吃喝，是脾虚；这就叫作五虚。

　　黄帝说：就是得了五实五虚症状的病人，也有痊愈的，这是为什么呢？

　　岐伯说：如果病人能够吃些浆粥，胃气渐渐恢复，泄泻停止，那么得五虚之症的人就可以痊愈；而患五实之症的人如果能够使身体发汗，大便又通畅了，邪气外出了，也是可以痊愈的。这就是根据虚实而能转危为安的道理啊！

经脉别论篇第二十一

【提要】

　　本节论述了谷食和水饮入胃后精气输布的过程。

【原文】

　　食气入胃，散精于肝，淫气于筋。食气入胃，浊气归心，淫精于脉。脉气流经，经气归于肺，肺朝百脉，输精于皮毛。毛脉合精，行气于腑。腑精神明，留于四脏，气归于权衡。权衡以平，气口成寸，以决死生。

饮入于胃，游溢精气，上输于脾。脾气散精，上归于肺，通调水道，下输膀胱。水精四布，五经并行，合于四时五脏阴阳揆度，以为常也。

【译文】

食物进入胃里，经过消化一部分精微输散到肝脏，再由肝脏将此精微之气濡润周身的筋络；另一部分食物进入到胃，化生精微之气，注入于心再输送到血脉里去。脉气流行在经络里，而上归于肺，肺在会合百脉以后，就把精气输送到皮毛。脉与精气相合，流注到六腑里去，六腑的津液，又流注于心肝脾肾。这些正常的生理活动都要取决于气血阴阳的平衡，而气血阴阳平衡的情况，是从气口的脉象上表现出来的，疾病是否可治，就是根据这个来判断的。

水液进入胃里，放散精气，上行输送到脾脏；通过脾脏输送散布水液精气的作用，又向上输送到肺；肺气有疏通和调节全身水液运行道路的功能，通过这些功能，肺气又把水液向下输入到膀胱。这样，水液散布于周身皮毛，流行在五脏经脉里，符合于四时五脏阴阳动静的变化，就是经脉的正常现象。

脏气法时论篇第二十二

【提要】

本节主要讲五味对五脏的治疗。

【原文】

肝色青，宜食甘，粳米、牛肉、枣、葵皆甘。心色赤，宜食酸，小豆、犬肉、李、韭皆酸。肺色白，宜食苦，麦、羊肉、杏、薤皆苦。脾色黄，宜食咸，大豆、豕肉、栗、藿皆咸。肾色黑，宜食辛，黄黍、鸡肉、桃、葱皆辛。辛散，酸收，甘缓，苦坚，咸软。

毒药攻邪，五谷为养，五果为助，五畜为益，五菜为充。气味合而服之，以补精益气。此五者，有辛酸甘苦咸，各有所利，或散或收，或缓或急，或坚或软，四时五脏，病随五味所宜也。

【译文】

　　肝对应颜色中的青色，宜吃甘味食品，如粳米、牛肉、枣、葵菜都是属于味甘的。心对应颜色中的赤色，宜食酸味，小豆、犬肉、李、韭都是属于酸味的。肺对应颜色中的白色，宜食苦味，小麦、羊肉、杏、薤都是属于苦味的。脾对应颜色中黄色，宜食咸味，大豆、猪肉、栗、藿都是属于咸味的。肾对应颜色中黑色，宜食辛味，黄黍、鸡肉、桃、葱都是属于辛味的。五种味道都有各自不同的功能用处：辛味能发散，酸味能收敛，甘味能缓急，苦味能坚燥，咸味能耎坚。凡毒药都是可用来攻逐病邪，五谷用以充养五脏之气，五果帮助五谷以营养人体，五畜用以补益五脏，五菜用以充养脏腑，把五种气味调和适当之后食用，可以补益精气。这五类食物，各有辛、酸、甘、苦、咸的不同气味，各有利于某一脏气，或散、或收、或缓、或急、或坚、或软化等，在治疗疾病的时候，要根据春、夏、秋、冬四时和五脏之气的偏盛偏衰及病变特点等具体情况，恰当地选择利用药物食品的五味特性。

太阴阳明论篇第二十九

【提要】

　　本节以太阴阳明为例，论述了因经脉脏腑阴阳属性不同其发病各异的道理和规律。

【原文】

　　黄帝问曰：太阴太阳为表里，脾胃脉也，生病而异者何也？

　　岐伯对曰：阴阳异位，更虚更实，更逆更从，或从内，或从外，有所不同，故病异各也。

帝曰：愿闻其异状也。

岐伯曰：阳者，天气也，主外；阴者，地气也，主内。故阳道实，阴道虚。故犯贼风虚邪者，阳受之；食饮不节，起居不时者，阴受之。阳受之则入六腑，阴受之则入五脏。入六腑，则身热，不时卧，上为喘呼；入五脏，则䐜满闭塞，下为飧泄，久为肠澼。故喉主天气，咽主地气。故阳受风气，阴受湿气。故阴气从足上行至头，而下行循臂至指端；阳气从手上行至头，而下行至足。故曰阳病者上行极而下，阴病者下行极而上。故伤于风者，上先受之；伤于湿者，下先受之。

【译文】

黄帝问：太阴、阳明两经互为表里，而由脾胃二脉所生的疾病不同，这是什么道理呢？岐伯答道：太阴属阴经，阳明属阳经，二者阴阳不同位，或一者比一者更虚，或一者比一者更实，或一者比一者更顺，或一者比一者更逆；有的病从人体内部产生，有的由外界引发侵入体内；发病的原因又不同，所以病的名称也不相同了。

黄帝说：希望你给我讲一下这些不同的情况。岐伯说：阳像天，是保卫人体外部的；阴像地，是人体营养的来源。阳道常实，阴道常虚。所以贼风虚邪伤人时，外表阳气首先受到侵害；而饮食没有节制，起居失调，内在的阴气首先受到影响。外表受病，传入六腑；内在受病，传入五脏。如果邪气侵入六腑，就会发烧，不能安眠，发喘。如果五脏发生病变，就会胀满发闷，飧泄，经过一段时间，会成为肠澼的病。喉是管呼吸的，与天气相通；咽是管纳食的，主管地气。阳气易感风邪，阴气易感湿邪。三阴之经脉，是由足部向上到达头部，由头而下循臂至手指的尖端。三阳之经脉，是由手上行至头，再从头向下行到足。所以阳经的病邪，先上行到极点，再向下行；阴经的病邪，先向下行到极点，再向上行。因此外感风邪，受病的多在上部；外中湿气，人的下部最先受病。

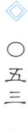

【提要】

本节通过分析脾病四肢不用的机理，阐述了脾胃在生理、病理上的密切关系以及脾不主时的机理。

【原文】

帝曰：脾病而四支不用，何也？

岐伯曰：四支皆禀气于胃，而不得至经，必因于脾，乃得禀也。今脾病不能为胃行其津液，四支不得禀水谷气，气日以衰，脉道不利，筋骨肌肉，皆无气以生，故不用焉。

帝曰：脾不主时，何也？

岐伯曰：脾者土也，治中央，常以四时食四脏，各十八日寄治，不得独立于天时也。脾脏者常著胃土之精也，土者生万物而法天地，故上下至头足，不得主时也。

帝曰：脾与胃以膜相连耳，而能为之行其津液，何也？

岐伯曰：足太阴者三阴也，其脉贯胃、属脾、络嗌，故太阴为之行气于三阴。阳明者表也，五脏六腑之海也，亦为之行气于三阳。脏腑各因其经受气于阳明，故为胃行其津液。四肢不得禀水谷气，日以益衰，阴道不利，筋骨肌肉无气以生，故不用焉。

【译文】

黄帝问：脾有病会引起四肢功能失常，这是什么道理？岐伯说：四肢都受胃气的营养。但是胃不能将营养直接送到四肢，要经过脾的运化，才能到达。现在脾有病了，无法把胃的津液输送出去，四肢因得不到水谷精气，一天一天的衰弱，经脉不通，筋骨肌肉也得不到营养的充实，四肢就不能活动了。

黄帝道：脾脏不能独主一个时季，是什么原因？岐伯说：脾属土而位居中央，其功能必须通过其它四脏的功能活动体现出来，在每季的最后十八天最为旺盛，但不得独主一个时季。因为脾脏的功用，为胃传送其产生的精气,相当于天地生养万物一样,从头至足,无处不到,所以不独主一个时季。

黄帝道:脾和胃只以一层膜相连而已,何以能够给胃传送津液呢?岐伯说:足太阴脾经,在阴经中属三阴,它的经脉贯穿于胃,连属于脾,挟着咽喉,所以太阴经脉能够将阳明之气运送到手足三阴经;足阳明胃经,是足太阴脾经之表,是五脏六腑的营养之海,所以胃经也能将太阴之气运送到手足三阳经。五脏六腑都能借助脾经而接受阳明的水谷精气,因此说脾能为胃输送津液。如果脾脏不给胃输送津液,四肢就得不到阳明水谷之气,气血日益衰弱,经脉不畅通,筋骨肌肉都没有了水谷之气来滋养,所以不能运用自如。

热论篇第三十一

【提要】

本节论述外感热病的根源、病因和预后。

【原文】

黄帝问曰:今夫热病者,皆伤寒之类也。或愈或死,其死皆在六七日之间,其愈者以十日以上者何也?不知其解,愿闻其故。

岐伯对曰:巨阳者,诸阳之属也。其脉连于风府,故为诸阳之气也。人之伤于寒也,则为病热,热虽甚不死;其两感于寒而病者,必不免于死。

【译文】

黄帝问道:凡是由寒邪引起的发热性疾病,都属于伤寒一类。同一类病,为什么有的可以痊愈,有的却会死亡?死亡的往往在六七日之间,痊愈的都在十日以上,这又是什么原因呢?我不知如何理解,想听听其中的道理。

岐伯回答说:足太阳经为六经的统帅,统摄诸阳经脉。太阳的经脉连于风府,与督脉、阳维相会,行走于人体背部,感受的阳气最多,所以太阳主全身所有的阳气。人感受寒邪以后,就要发热,发热虽重,一般不会死亡;如果阴阳二经表里同时被寒邪侵入而发病,死亡就在所难免了。

【提要】

本节论述不两感于寒的外感热病的六经主症、传变规律、治疗方法、病遗食复及其禁忌。

【原文】

帝曰：愿闻其状。

岐伯曰：伤寒一日，巨阳受之，故头项痛，腰脊强；二日阳明受之，阳明主肉，其脉侠鼻络于目，故身热目疼而鼻干，不得卧也；三日少阳受之，少阳主胆，其脉循胁络于耳，故胸胁痛而耳聋，三阳经络皆受其病，而未入于脏者，故可汗而已；四日太阴受之，太阴脉布胃中络于咽，故腹满而嗌干；五日少阴受之，少阴脉贯肾络于肺，系舌本，故口燥舌干而渴六日厥阴受之，厥阴脉循阴器而络于肝，故烦满而囊缩。三阴三阳、五脏六腑皆受病，荣卫不行，五脏不通，则死矣。

其两不感于寒者，七日巨阳病衰，头痛少愈；八日阳明病衰，身热少愈；九日少阳病衰，耳聋微闻；十日太阴病衰，腹减如故，则思饮食；十一日少阴病衰，渴止不满，舌干已而嚏；十二日厥阴病衰，囊纵少腹微下，大气皆去，病日已矣。

帝曰：治之奈何？

岐伯曰：治之各通其脏脉，病日衰已矣。其未满三日者，可汗而已；其满三日者，可泄而已。

帝曰：热病已愈，时有所遗者，何也？

岐伯曰：诸遗者，热甚而强食之，故有所遗也。若此者，皆病已衰，而热有所藏，因其谷气相薄，两热相合，故有所遗也。

帝曰：善，治遗奈何？

岐伯曰：视其虚实，调其逆从，可使必已矣。

帝曰：病热当何禁之？

岐伯曰：病热少愈，食肉则复，多食则遗，此其禁也。

【译文】

黄帝说：我想听听感受寒邪后的发病情况。岐伯说：人体被寒邪伤害，伤寒病的第一天，为太阳经感受寒邪，病邪沿足太阳经脉从头向下行到达腰中，所以头项痛，腰脊强直不舒。第二天阳明经受病，阳明主肌肉，病邪沿足阳明经脉到达鼻子和眼睛，并下行入腹，所以身热目痛而鼻干，不能安卧。第三天少阳经受病，少阳主骨，病邪沿足少阳经脉，从胁肋向上运行到耳朵，所以胸胁痛而耳聋。若三阳经络皆受病，但寒气尚在还未深入的，都可以发汗而愈。第四天太阴经受病，病邪沿足太阴经脉散布于胃中，向上到达咽部，所以腹中胀满而咽干。第五天少阴经受病，病邪沿足少阴经脉贯穿肾，并上行入肺，再向上连到舌根部，所以口燥舌干而渴。第六天厥阴经受病，病邪沿足厥阴经脉环绕阴器而到达肝，所以烦闷而阴囊收缩。如果三阴三阳经脉和五脏六腑均受病，以致营卫不能运行，五脏之气不通畅，人就要死亡了。

如果病症不是阴阳表里同时受寒邪侵入的，那么到第七天，太阳经病气就会减退，头痛也稍稍减轻；第八天阳明病气减弱，身热稍退；第九天少阳经病气减退，耳朵将逐渐能听到声音；第十天太阴病气减弱，腹部胀满症状消失，恢复正常，开始有了食欲；第十一天，少阴病气减弱，口渴、胀满、舌干等症状消失，能打喷嚏；第十二天厥阴病减弱，阴囊松弛，从小腹下垂。至此，大邪之气已去，病也逐渐痊愈。黄帝说：怎么治疗呢？岐伯说：治疗时，应根据六条经脉病变的症状特点，找出病邪所在，分别调理与各脏相连的经脉，病将日渐衰退而痊愈。对这类病的治疗原则，一般病未满三日，而寒气在体表的，可发汗而愈；病已满三日，邪已入里的，可以用泻热法来治疗。

黄帝说：热病已经痊愈，常常会有余热不退的现象，这是什么原因呢？岐伯说：凡是余邪不尽的，都是因为在发热较重的时候强进饮食，所以有余热遗留。像这样的病，都是病势虽然已经衰退，但尚有余热在体内，如勉强病人进食，则必因饮食没有消化而生成热量，与残存的余热相依附，则两热相合，又重新发热，所以有余热不尽的情况出现。黄帝说：好。怎样治疗余热不尽呢？岐伯说：应诊察病的虚实，或采用补法或泻法来给予适当的治疗，可使其病痊愈。黄帝说：发热的病人在护理上有什么禁忌呢？岐伯说：当病人热势稍减的时候，如果吃了肉食，病就会复发；如果饮食过多，则出现余热不尽的情况，这都是热病所应当禁忌的。

【提要】

本节论述两感伤寒的症状、传变规律、预后及外感热病发病的机理。

【原文】

帝曰：其病两感于寒者，其脉应与其病形何如？

岐伯曰：两感于寒者，病一日则巨阳与少阴俱病，则头痛口干而烦满；二日则阳明与太阴俱病，则腹满身热，不欲食，谵言；三日则少阳与厥阴俱病，则耳聋囊缩而厥。水浆不入，不知人，六日死。

帝曰：五脏已伤，六腑不通，荣卫不行，如是之后，三日乃死，何也？

岐伯曰：阳明者，十二经脉之长也，其血气盛，故不知人，三日其气乃尽，故死矣。

凡病伤寒而成温者，先夏至日者为病温，后夏至日者为病暑，暑当与汗皆出，勿止。

【译文】

黄帝说：如果表里两经同时受病邪侵入，那么受邪的经脉与它的相应症状是怎样的呢？岐伯说：阴阳两经表里同时感受寒邪的两感症，第一天为太阳与少阴两经同时感受寒邪，其症状既有太阳的头痛，又有少阴的口干和烦闷；第二天为阳明与太阴两经同时感受寒邪，其症状既有阳明的发热和胡言乱语，又有太阳的腹胀不想吃饭；第三天为少阳与厥阴两经同时受病，其症状既有少阳的耳聋，又有厥阴的阴囊收缩和手足冰冷等症状。如果病势发展至不能喝水，神昏不知人的程度，到第六天便死亡了。

黄帝说：病发展至五脏已伤，六腑不通，营卫气血不能正常运行的地步，像这样的病，要三天以后死亡，是什么道理呢？岐伯说：阳明为十二经的统帅，此经脉的气血最盛，所以病人容易神志昏迷。三天以后，阳明的气血已经竭尽，所以就要死亡。

凡是感受寒邪而引起的温热性疾病，病发于夏至日以前的就称之为温病，病发于夏至日以后的就称之为暑病。得暑病的时候出汗，可使暑热从汗散泄，所以暑病时出汗，不要制止出汗。

评热病论篇第三十三

【提要】

本节论述阴阳交的病机、征候及其预后。

【原文】

　　黄帝问曰：有病温者，汗出辄复热，而脉躁疾不为汗衰，狂言不能食，病名为何？

　　岐伯对曰：病名阴阳交，交者死也。

　　帝曰：愿闻其说。

　　岐伯曰：人之所以汗出者，皆生于谷，谷生于精。今邪气交争于骨肉而得汗者，是邪却而精胜也。精胜，则当能食而不复热，复热者邪气也，汗者精气也。今汗出而辄复热者，是邪胜也。不能食者，精无俾也。病而留者，其寿可立而倾也。且夫《热论》曰："汗出而脉尚躁盛者死。"今脉不与汗相应，此不胜其病也，其死明矣。狂言者，是失志，失志者死。今见三死，不见一生，虽愈必死也。

【译文】

　　黄帝问道：有的温热病患者，汗出以后，随即又发热，脉象疾躁动，病势不仅没有因汗出而减退，反而出现神志不清，胡言乱语，不吃不喝等症状，这又是什么病？岐伯回答说：这种病叫阴阳交，阴阳交是死症。黄帝说：我想听听其中的道理。岐伯说：人体汗液来自于饮食，饮食入胃，经过消化转变成精气，汗液就是由这些精气转化而来的，现在邪气与正气在骨肉之间相抗争，能够得到汗出的是邪气退而精气胜，精气胜的应当能吃饭饮水而不再发热。复发热是邪气尚留，汗出是精气胜邪，现在汗出后又复发热，是邪气胜过精气。不吃不喝，则精气得不到继续补益，邪热又停留不去，这样发展下去，病人的生命就会发生危险。《热论》中也曾说：已经出汗而脉象仍旺盛躁动，是死症。现在其脉象不与汗出相应，是精气已经不能胜过邪气，死亡的征象已是很明显了。况且胡言乱语是神志失常的缘故，神志失常是死症。现在已出现了三种死症，却没有一点生机，病虽可能因汗出而暂时减轻，但终究是要死亡的。

【提要】

本节论述风厥的病因病机、症状和治则。

【原文】

帝曰：有病身热汗出烦满，烦满不为汗解，此为何病？

岐伯曰：汗出而身热者，风也；汗出而烦满不解者，厥也；病名曰风厥。

帝曰：愿卒闻之。

岐伯曰：巨阳主气，故先受邪，少阴与其为表里也，得热则上从之，从之则厥也。

帝曰：治之奈何？

岐伯曰：表里刺之，饮之服汤。

【译文】

黄帝说：有的病人全身发热，汗出，烦闷，其烦闷并不因汗出而缓解，这是什么原因呢？岐伯说：出汗后发热不退是风邪侵犯造成的；烦闷不解，是由于下气上逆所致，这种病叫作风厥。黄帝说：希望你能详尽地讲给我听。岐伯说：太阳主管全身阳气，主人一身之表，所以太阳首先感受风邪的侵袭。少阴与太阳相为表里，外表有病则体内也定有所反应，少阴受太阳发热的影响，其气随着向上逆行，上逆便成为厥。黄帝说：怎么治疗呢？岐伯说：治疗时应并刺太阳、少阴表里两经，即刺太阳以泻风热之邪，刺少阴以降上逆之气，并内服汤药。

【提要】

本节论述劳风的病因、病位、症状、治则和预后。

【原文】

帝曰：劳风为病何如？

岐伯曰：劳风法在肺下。其为病也，使人强上冥视，唾出若涕，恶风而振寒，此为劳风之病。

帝曰：治之奈何？

岐伯曰：以救俯仰；巨阳引。精者三日，中年者五日，不精者七日。咳出青黄涕，真状如脓，大如弹丸。从口中若鼻中出，不出则伤肺，伤肺则死也。

【译文】

黄帝说：劳风会出现哪些症状呢？岐伯说：劳风是由于劳累后出汗，病邪侵犯肺部所造成的，这种病的症状，使人头和脖子僵便，头目昏眩而且看东西模糊，吐黏痰，害怕风吹，身体寒冷并发抖，这就是劳风病的发病情况。黄帝说：怎样治疗呢？岐伯说：首先应使病人胸中通畅，能自由俯仰。精力旺盛的青年人，太阳之气能引肾精外布，则水能济火，经适当治疗，三日可愈；中年人精气稍衰，须五日可愈；老年人精气已衰，水不济火，须七日始愈。这种病人，咳出青黄色黏痰，其状似脓，凝结成块，大小如弹丸，应使痰从口中或鼻中排出，如果不能咳出，就要伤其肺，肺部受伤就会导致死亡。

逆调论篇第三十四

【提要】

本节讨论寒热阴阳失调的病机和病证。

【原文】

黄帝问曰：人身非常温也，非常热也，为之热而烦满者，何也？

岐伯对曰：阴气少而阳气胜，故热而烦满也。

【译文】

黄帝问道：有的病人身体发热，并不是因为穿得太多，但却因身体发热而心情烦闷，这是什么原因呢？

岐伯回答说：这是由于阴气少，阳气偏盛，所以发热而又烦闷。

【提要】

本节讨论肉烁、骨痹的水火失调的病机与病证。

【原文】

帝曰：人身非衣寒也，中非有寒气也，寒从中生者何？

岐伯曰：是人多痹气也，阳气少，阴气多，故身寒如从水中出。

帝曰：人有四肢热，逢风寒如炙如火者，何也？

岐伯曰：是人者，阴气虚，阳气盛。四肢者，阳也，两阳相得，而阴气虚少，少水不能灭盛火，而阳独治。独治者，不能生长也，独胜而止耳。逢风而如炙如火者，是人当肉烁也。

帝曰：人有身寒，汤火不能热，厚衣不能温，然不冻栗，是为何病？

岐伯曰：是人者，素肾气胜，以水为事；太阳气衰，肾脂枯不长，一水不能胜两火。肾者水也，而生于骨，肾不生，则髓不能满，故寒甚至骨也。所以不能冻栗者，肝一阳也，心二阳也，肾孤脏也，一水不能胜二火，故不能冻栗，病名曰骨痹，是人当挛节也。

【译文】

黄帝问道：有的人不是因为衣服单薄，身体内也没有寒气，然而寒冷却从身体内部产生出来，这是什么原因呢？

岐伯说：这种人多痹气，阳气虚少，阴气偏盛，所以身体发冷，像是从冷水里出来一样。

黄帝问道：有的人四肢发热，受风邪后就会发高烧，如同火烤一样，这是什么原因呢？

岐伯说：这种人阴气虚少，阳气偏盛。四肢属阳，风邪也属阳，两阳结合，以致阴气虚少，不能减少旺盛的阳火，如同少量的水无法熄灭旺火一样而形成阳气独旺的局面。阳气独旺，遏制了阴气的生机，便不能生长。所以，这种四肢热而遇风如同炙于火上一样的病人，其肌肉必然会逐渐地消瘦。

黄帝问道：有的人身体寒冷，即使用热水温熨、烤火，他也不会感到热，多穿衣服，也不能感到暖和，但却没有发抖，这是什么病呢？

岐伯说：这种人肾气素来偏胜，但长期接触潮湿的环境，致使太阳气衰，肾中的阴精得不到阳气而枯萎不长。肾在五行中属水，生长骨髓，肾气不实，骨髓便不充满，从而致使寒冷至骨。其所以不发抖的原因，因为胆是一阳相火，心是二阳君火，肾是孤脏，一个肾水不能制胜心胆上下的两个火，所以虽然寒冷而不发抖。这种病名叫骨痹。这种病人还应有骨节拘挛的症状。

【提要】

本节讨论肉苛的病机与主要症状。

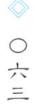

【原文】

帝曰：人之肉苛者，虽近衣絮，犹尚苛也，是谓何疾？

岐伯曰：荣气虚，卫气实也。荣气虚则不仁，卫气虚则不用，荣卫俱虚，则不仁且不用，肉如故也，人身与志不相有，曰死。

【译文】

黄帝问道：有的人皮肉麻木，虽然穿了棉衣，仍然没有减轻，这是什么病呢？

岐伯说：这是荣气虚弱卫气充实造成的。荣气虚弱便会使皮肉麻木，卫气虚弱，肢体便不能活动自如；荣卫之气都虚弱，则身体麻木，四肢不灵活，肌肉沉重。若人的形体与神志不相适应，那就必定死亡。

【提要】

本节讨论喘息、不得卧、息有音等病变的病机。

【原文】

帝曰：人有逆气，不得卧而息有音者；有不得卧而息无音者；有起居如故而息有音者；有得卧，行而喘者；有不得卧，不能行而喘者；有不得卧，卧而喘者。皆何脏使然？愿闻其故。

岐伯曰：不得卧而息有音者，是阳明之逆也。足三阳者下行，今逆而上行，故息有音也。阳明者，胃脉也，胃者，六腑之海，其气亦下行。阳明逆，不得从其道，故不得卧也。《下经》曰："胃不和则卧不安。"此之谓也。夫起居如故而有音者，此肺之络脉逆也；络脉不得随经上下，故留经而不行，络脉之病人也微，故起居如故而息有音也。夫不得卧，卧则喘者，是水气之客也；夫水者，循津液而流也。肾者，水脏，主卧与喘也。

帝曰：善。

【译文】

黄帝问道：患气逆病的人有不同的表现，有不能卧下而呼吸有声音的；有不能卧下而呼吸没有声音的；有起居如常而呼吸有声音的；有能够卧下而一行动便气喘的；有不能卧下、不能行动但气喘不停的；有不能卧下、卧下去便气喘的。这种种不同情况，是这都是哪些病变的脏腑引起的呢？请讲讲这其中的原由。

岐伯说：不能卧下而呼吸有声音的，是阳明经脉之气上逆所致。足三阳经脉之气是下行的，如今逆而上行，所以便呼吸不利而有声音了。阳明是胃脉，胃是六腑气血的来源，胃气也是下行的。若阳明气逆，胃气便不能再沿其正常通道下行，因此便不能平卧了。《下经》里说："胃不和则卧不安。"说得就是这个意思。如果起居如常而呼吸有声音，是肺的络脉不顺，络脉之气不能随着经脉之气上下，其气留于经脉而不气血的来源，但络脉的病比较轻，因此起居如常，只是呼吸有声音而已。如果不能卧下，卧下去就气喘，是水气侵肺所致。水气是循着津液流行的通道而流动的，肾是水脏，主管人的津液，气喘不能卧下，这是由于肾脏发生了病变造成的。

黄帝说：好极了！

咳论篇第三十八

【提要】

本节论述咳嗽的病因病机。

【原文】

黄帝问曰：肺之令人咳，何也？

岐伯对曰：五脏六腑皆令人咳，非独肺也。

帝曰：愿闻其状。

岐伯曰：皮毛者，肺之合也。皮毛先受邪气，邪气以从其合也。其寒饮食入胃从肺脉上至于肺，则肺

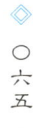

寒，肺寒则外内合邪，因而客之，则为肺咳。五脏各以其时受病，非其时，各传以与之。

人与天地相参，故五脏各以治时，感于寒则受病，微则为咳，甚则为泄为痛。乘秋则肺先受邪，乘春则肝先受之，乘夏则心先受之，乘至阴则脾先受之，乘冬则肾先受之。

【译文】

黄帝问：肺脏能使人咳嗽，这是为什么？岐伯说：五脏六腑都能使人咳嗽，不仅仅是肺脏。黄帝说：很想听你讲讲其具体情况。岐伯说：人体的皮肤毫毛和肺脏有特殊的联系，肺与皮毛是内外互相配合的。皮毛感受了寒气，寒气就会侵入肺脏。比如喝了冷水，吃了冷的食物，寒气入胃，从肺脉注入肺，肺也会因此受寒，如此，内外的寒邪互相结合，停留在肺脏，就会造成肺咳。至于五脏的咳嗽，是由于五脏各自在所主管的季节感受邪气，发病，引起肺的咳嗽是五脏传给它的。人体的五脏和时令有一定的对应关系。五脏有各自主管的季节中，感受寒邪，就会产生疾病，得了病，轻微的，只是咳嗽；严重的，则会寒气入里，造成泄泻、腹痛。一般而言，秋天的时候，是肺先受邪；春天的时候是肝先受邪，然后再影响到肺；夏天的时候是心先受邪，然后再影响到肺；秋季的时候是脾先受邪，然后再影响到肺。而冬天的时候是肾先受邪，然后再影响到肺，产生咳嗽。

【提要】

本节论述了咳嗽的辨证分类、治法以及咳嗽与肺胃的关系。

【原文】

帝曰：何以异之？

岐伯曰：肺咳之状，咳而喘息有音，甚则唾血。心咳之状，咳则心痛，喉中介介如梗状，甚则咽肿喉痹。肝咳之状，咳则两胁下痛，甚则不可以转，转则两胠下满。脾咳之状，咳则右胁下痛，阴阴引肩背，甚则不可以动，动则咳剧。肾咳之状，咳则腰前相引而痛，甚则咳涎。

帝曰：六腑之咳奈何？安所受病？

岐伯曰：五脏之久咳，乃移于六腑。脾咳不已，则胃受之；胃咳之状，咳而呕，呕甚则长虫出。肝咳不已，则胆受之；胆咳之状，咳呕胆汁。肺咳不已，则大肠受之；大肠咳状，咳而遗失。心咳不已，则小肠受之；小肠咳状，咳而失气，气与咳俱失。肾咳不已，则膀胱受之；膀胱咳状，咳而遗溺。久咳不已，则三焦受之；三焦咳状，咳而腹满，不欲食饮。此皆聚于胃，关于肺，使人多涕唾，而面浮肿气逆也。

帝曰：治之奈何？

岐伯曰：治脏者治其俞，治腑者治其合，浮肿者治其经。

帝曰：善。

【译文】

黄帝问：那么这些咳嗽又如何分别呢？岐伯说：肺咳的症状，是咳嗽时，喘息有声音，严重时，还会咳血。心咳的症状，是咳嗽时，感到心痛，喉头像有东西梗塞，严重时咽喉就会肿痛闭塞。肝咳的症状，是咳嗽时，两胁会疼痛，如果很严重，则不能转侧身体，否则会引起两胁下胀满，此时，如若行走，则会造成两脚浮肿。脾咳的症状，是咳嗽时，右胁痛，并牵连到肩部隐隐作痛，严重了，便不能动弹，一动弹，就咳得更厉害。肾咳的症状，咳嗽的时候，腰背互相牵扯痛，严重了，就要咳出涎水来。

黄帝问道：六腑咳嗽的症状是怎样的？它们又是怎样发病的呢？岐伯说：五脏咳嗽，久不见好，病邪就会蔓延转移到六腑。如果脾咳长久不见好，胃就会受到影响而发病；胃咳的症状，是咳而呕吐，严重时，也可能呕出蛔虫。肝咳，久不见好，则胆就要受病；胆咳的症状，是咳嗽起来，可吐出苦汁。肺咳久不见好，大肠就要受病；大肠咳的症状是咳嗽时大便会失禁。心咳久不见好，则小肠就要受病；小肠咳的症状是咳嗽放屁，常常是咳嗽和放屁并作。肾咳久不见好，则膀胱就要受病；膀胱咳的症状，表现在咳嗽时，小便会失禁。上述各种咳嗽，如果久不见好，都有可能使三焦受到影响而发病；三焦咳的症状，是咳嗽时，肚肠发满，不想吃东西。这些咳嗽，无论是哪一脏腑的病变所致，均可最终影响到脾胃并上关于肺，出现咳嗽气逆、鼻涕和痰液多、面部浮肿的现象。

黄帝问：既然这样，那么又该如何治疗呢？岐伯说：治疗五脏的咳嗽，要取腧穴；治疗六腑的咳嗽，要取合穴；凡是由于咳嗽而致浮肿的，要取经穴。黄帝道：说得很有道理！

举痛论篇第三十九

【提要】

本节论述了寒邪伤人致痛的机理以及研究中医学的思维方法。

【原文】

黄帝问曰：余闻善言天者，必有验于人；善言古者，必有合于今；善言人者，必有厌于己。如此，则道不惑而要数极，所谓明也。今余问于夫子，令言而可知，视而可见，扪而可得，令验于己而发蒙解惑，可得而闻乎？

岐伯再拜稽首对曰：何道之问也？

帝曰：愿闻人之五脏卒痛，何气使然？

岐伯对曰：经脉流行不止，环周不休。寒气入经而稽迟，泣而不行，客于脉外则血少，客于脉中则气不通，故卒然而痛。

【译文】

黄帝问道：我听说善于研究天道的，一定能把天道验证于人；善于谈论古代经验理论的人，必能把古事与现在联系起来；善于谈论别人的，必能与自己相结合。这样，对于医学道理，才无所疑惑，而得其真理，也才算是透彻地明白了，现在我要问你的是那言而可知、视而可见、扪而可得的诊法，使我有所体验，启发蒙昧，解除疑惑，能够听听你的见解吗？

岐伯再拜叩头问：你要问哪些道理？黄帝说：我想听听五脏突然作痛，是什么邪气致使的？岐伯回答说：人身经脉中的气血运行不停，循环不息，寒气侵入经脉，经脉气血循行迟滞，凝涩而不畅通。假如寒邪侵袭在经脉之外，血液必然会减少；若侵入脉中，则脉气留止而难以通行，就会突然作痛。

【提要】

本节论述疼痛的辨证要点和望诊、切诊在痛证诊断中的应用。

【原文】

帝曰：其痛或卒然而止者，或痛甚不休者，或痛甚不可按者，或按之而痛止者，或按之无益者，或喘动应手者，或心与背相引而痛者，或胁肋与少腹相引而痛者，或腹痛引阴股者，或痛宿昔而成积者，或卒然痛死不知人、有少间复生者，或痛而呕者，或腹痛而后泄者，或痛而闭不通者，凡此诸痛，各不同形，别之奈何？

岐伯曰：寒气客于脉外则脉寒，脉寒则缩踡，缩踡则脉绌急，绌急则外引小络，故卒然而痛，得炅则痛立止；因重于中寒，则痛久矣。

寒气客于经脉之中，与炅气相薄则脉满，满则痛而不可按也。寒气稽留，炅气从上，则脉充大而血气乱，故痛甚不可按也。

寒气客于肠胃之间，膜原之下，血不得散，小络急引故痛，按之则血气散，故按之痛止。

寒气客于侠脊之脉，则深按之不能及，故按之无益也。

寒气客于冲脉，冲脉起于关元，随腹直上，寒气客则脉不通，脉不通则气因之，故揣动应手矣。

寒气客于背俞之脉，则脉泣，脉泣则血虚，血虚则痛，其俞注于心，故相引而痛，按之则热气至，热气至则痛止矣。

寒气客于厥阴之脉，厥阴之脉者，络阴器系于肝，寒气客于脉中，则血泣脉急，故胁肋与少腹相引痛矣。

厥气客于阴股，寒气上及小腹，血泣在下相引，故腹痛引阴股。

寒气客于小肠膜原之间，络血之中，血泣不得注于大经，血气稽留不得行，故宿昔而成积矣。

寒气客于五脏，厥逆上泄，阴气竭，阳气未入，故卒然痛死不知人，气复反则生矣。

寒气客于肠胃，厥逆上出，故痛而呕也。

寒气客于小肠，小肠不得成聚，故后泄腹痛矣。

热气留于小肠，肠中痛，瘅热焦渴，则坚干不得出，故痛而闭不通矣。

帝曰：所谓言而可知也，视而可见奈何？

岐伯曰：五脏六腑，固尽有部，视其五色，黄赤为热，白为寒，青黑为痛，此所谓视而可见者也。

帝曰：扪而可得奈何？

岐伯曰：视其主病之脉。坚而血及陷下者，皆可扪而可得也。

帝曰：善。

【译文】

黄帝道：有的痛能忽然停止；有的剧痛却不能止；有的痛很厉害，却不能按压的；有的在按压后痛就可止住；有的虽加按压，亦无效果；有的疼痛触按时跳动应手；有的在痛时心与背相牵引作痛；有的胁肋和小腹牵引作痛；有的腹痛牵引大腿内侧；有的疼痛久不见好而形成气积；有的突然剧痛，就像死了一样，不省人事，稍停片刻，才能苏醒；有又痛又呕吐的；有腹痛而又泄泻的；有的腹痛时大便秘结不通。所有这些疼痛，表现各不相同，如何加以区别呢？

岐伯说：如果寒邪侵犯停留在经脉之外使其受寒，脉受寒则会收缩，收缩则脉象呈痉挛状态，从而牵引在外的细小脉络，就会忽然间发生疼痛，但只要受热，经脉就会舒张开疼痛就会立即停止；假如再受寒气侵袭，则痛就不易消解了。

寒气侵犯到经脉之中，与经脉里的热气结合在一起使经脉中血液受阻，而致经脉充盈，经脉中邪气充盈，所以就会痛得厉害而不敢按压。

寒气侵入肠胃之间，膜原之下，血气凝聚而不能散行，细小的脉络因之绷急牵引而痛，以手揉按，则血气可以散行，所以按摩后痛就可停止。

寒气侵入了督脉（夹脊之脉），即使重按，也不能达到病症所在的地方，所以即使按了也无效果。

寒气侵入到冲脉，冲脉是从小腹关元穴起，循腹上行的，所以冲脉的脉不得流通，那么气也就因之而不通畅，所以按压腹部就会应手而痛。

寒气侵入到背腧脉，则血脉凝涩不畅，血脉凝涩则血虚，血虚则疼痛。因为背腧与心相连，所以互相牵引作痛，如以手按之则产生热气，热气达到一定程度，疼痛也就止住了。

寒气侵入到厥阴脉，厥阴之脉环绕生殖器官，并与肝脏相连。寒气侵入脉中，血气不得流畅，脉道痉挛了，所以胁肋与小腹互相牵引而作痛。如果寒气侵入到大腿内侧，气血不和累及小腹，阴股之血凝涩，上下相引，所以腹痛连于阴股。

寒气侵入到小肠膜原之间，容易造成，络脉的血液凝滞，不能贯注到小肠经脉里去，因而血气停留，不得畅通，这样日久就成小肠气了。

寒气侵入到五脏，则五脏之气，逆而向上散发，阴气衰竭，阳气不能进入五脏与阳气结合，所以会忽然痛死，不省人事；过一会阳气可以和阴气结合后，仍然是可以苏醒的。

寒气侵入肠胃，迫使肠胃之气向上逆行，所以发生腹痛并且呕吐。

寒气侵入到小肠，导致小肠容纳、吸收、消化功能失常，所以就后泄而腹痛了。热气停留于小肠，肠中要发生疼痛，并且发热干渴，大便坚硬不得出，所以就会疼痛而大便闭结不通。

黄帝问：以上病情，是通过问可以了解到的。那么通过望诊可以了解病情吗？岐伯说：五脏六腑，在面部都有与之相对应的位置，观察面部的五色，黄色和赤色为热，白色为寒，青色和黑色为痛，这就是视而可见的道理。

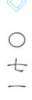

黄帝问：通过触诊就可了解病情吗？岐伯说：这要看主病的脉象。坚实的，是邪盛；陷下的，是不足，这些是可用手扪切而得知的。

黄帝说：讲得很有道理！

【提要】

本节论述"百病生于气"的病机。

【原文】

余知百病生于气也。怒则气上，喜则气缓，悲则气消，恐则气下，寒则气收，炅则气泄，惊则气乱，劳则气耗，思则气结，九气不同，何病之生？

岐伯曰：怒则气逆，甚则呕血及飧泄，故气上矣。喜则气和志达，荣卫通利，故气缓矣。悲则心系急，肺布叶举，而上焦不通，荣卫不散，热气在中，故气消矣。恐则精却，却则上焦闭，闭则气还，还则下焦胀，故气不行矣。寒则腠理闭，气不行，故气收矣。炅则腠理开，荣卫通，汗大泄，故气泄。惊则心无所倚，神无所归，虑无所定，故气乱矣。劳则喘息汗出，外内皆越，故气耗矣。思则心有所存，神有所归，正气留而不行，故气结矣。

【译文】

我听说许多疾病都是由于气的影响而发生的。如暴怒则气上逆，大喜则气缓散，大悲则气消散，大恐则气下陷，遇寒则气收聚，受热则气外泄，过惊则气混乱，过劳则气耗损，思虑则气郁结，这九种气的变化，各不相同，各自会导致什么病呢？岐伯说：大怒则气上逆，严重的，可以引起呕血和飧泄，所以说是"气逆"。高兴气就和顺，荣卫之气通畅，所以说是"气缓"。悲哀过甚则使心联系其他组织的脉络痉挛，肺叶胀起，呼吸异常，以致胸腔胀满，气的运行不畅通，时间长久后，转化成热气郁结在体内，以使气血损耗，所以说是"气消"。恐惧就会使精气衰退，精气衰退就要使人体上部闭塞不通，下部的气无法上行，使人体下部胀满，所以说是"气下"。寒冷之气，能使汗毛孔闭塞，阻气不能向外通行而收敛于内，所以说是"气收"。热则毛孔舒张开，气随汗液外泄，所以说是"气泄"。过忧则心悸如无依靠，精神不安，疑虑不定，所以说是"气乱"。过度疲劳则喘息汗出，气喘损耗体内的气，所以说是"气耗"。思虑过多，精神过度集中于某一事物，气就会凝滞而不能运行，所以说是"气结"。

风论篇第四十二

【提要】

本节以古今之人不同寿命作对比，阐发了养生的重要意义和方法。

【原文】

帝曰：五脏风之形状不同者何？愿闻其诊及其病能。

岐伯曰：肺风之状，多汗恶风，色皏然白，时咳短气，昼日则差，暮则甚。诊在眉上，其色白。

心风之状，多汗恶风，焦绝，善怒吓，赤色，病甚则言不可快。诊在口，其色赤。

肝风之状，多汗恶风，善悲，色微苍，嗌干善怒，时憎女子。诊在目下，其色青。

脾风之状，多汗恶风，身体怠堕，四支不欲动，色薄微黄，不嗜食。诊在鼻上，其色黄。

肾风之状，多汗恶风，面庞然浮肿，脊痛不能正立，其色炲，隐曲不利。诊在肌上，其色黑。

胃风之状，颈多汗恶风，食饮不下，鬲塞不通，腹善满，失衣则䐜胀，食寒则泄，诊形瘦而腹大。

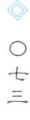

首风之状，头面多汗恶风，当先风一日，则病甚，头痛不可以出内，至其风日，则病少愈。

漏风之状，或多汗，常不可单衣，食则汗出，甚则身汗，喘息恶风，衣常濡，口干善渴，不能劳事。

泄风之状，多汗，汗出泄衣上，口中干，上渍其风，不能劳事，身体尽痛则寒。

帝曰：善。

【译文】

黄帝问道：五脏风症的临床表现有何不同？希望你讲讲诊断要点和症状表现。岐伯回答道：肺风的症状，是多汗怕风，面色淡白，不时咳嗽气短，白天症状轻，傍晚加重，诊查时要注意眉上部位，往往眉间可出现白色。心风的症状，是多汗怕风，唇舌焦燥，容易发怒，面色发红，病情严重的可见言语障碍，诊察时要注意舌部，往往舌质可呈现红色。肝风的症状，是多汗怕风，常悲伤，面色微青，咽喉干燥，易发怒，有时厌恶女性，诊察时要注意目下，往往眼圈发青色。脾风的症状，是多汗怕风，身体疲倦，四肢懒于活动，面色微微发黄，食欲不振，诊察时要注意鼻尖部，往往鼻尖可出现黄色。肾风的症状，是多汗怕风，面部浮肿，腰脊痛不能直立，面色如煤烟灰，小便不利，诊察时要注意两颧，往往两颧可出现黑色。胃风的症状，是颈部多汗，怕风，吞咽饮食困难，隔塞不通，腹部易作胀满，如少穿衣，腹部胀满得更加厉害，如吃了寒凉的食物，就发生泄泻，诊察时可见形体瘦削而腹部胀大。头风的症状，是头痛，面部多汗，怕风，每当起风的前一日病情就加重，以至头痛得不敢离开室内，待到起风的当日，则痛热稍轻。漏风的症状，是汗多，不能少穿衣服，吃饭就出汗，甚至有自汗的现象，喘息怕风，衣服常被汗浸湿，口干易渴，不耐劳动。泄风的症状是多汗，口中干燥，上半身汗出如水渍一样，不耐劳动，周身疼痛发冷。黄帝道：讲得好！

痹论篇第四十三

【提要】

本节论述痹证的病因、分类以及肢体痹向内脏痹发展的机理。

【原文】

黄帝问曰：痹之安生？

岐伯对曰：风寒湿三气杂至，合而为痹也。其风气胜者为行痹，寒气胜者为痛痹，湿气胜者为著痹也。

帝曰：其有五者何也？

岐伯曰：以冬遇此者为骨痹，以春遇此者为筋痹，以夏遇此者为脉痹，以至阴遇此者为肌痹，以秋遇此者为皮痹。

帝曰：内舍五脏六腑，何气使然？

岐伯曰：五脏皆有合，病久而不去者，内舍于其合也。故骨痹不已，复感于邪，内舍于肾；筋痹不已，复感于邪，内舍于肝；脉痹不已，复感于邪，内舍于心；肌痹不已，复感于邪，内舍于脾；皮痹不已，复感于邪，内舍于肺。所谓痹者，各以其时重感于风寒湿之气。

【译文】

黄帝问道：痹病是怎样形成的？

岐伯回答说：风、寒、湿三种邪气混杂在一起侵犯人体就形成了痹病。其中感受风邪较重的，叫作行痹（又称风痹）；感受寒邪较重的，叫作痛痹（又称寒痹）；感受湿邪较重的，叫作著痹（又称湿痹）。

黄帝问道：痹病分为五种，都是哪五种呢？

岐伯说：在冬天得病的叫作骨痹，在春天得病的叫作筋痹，在夏天得病的叫作脉痹，在长夏得病的叫作肌痹，在秋天得病的叫作皮痹。

黄帝问道：痹病的病邪侵犯五脏六腑是什么原因？

岐伯回答说：五脏与筋、脉、肉、皮、骨是内外相应的，病邪久留于体表而不离去，就会侵入与体表部位相对应的脏腑。所以骨痹还没有好，又感受了邪气，就影响到肾；筋痹还没有好，又感受了邪气，就影响到肝；脉痹还没有好，又感受了邪气，就影响到心；肌痹还没有好，又感受了邪气，就影响到脾；皮痹还没有好，又感受了邪气，就影响到肺。因此说各种痹病，都是在所主季节里感受风、寒、湿三气所造成的。

【提要】

本节论述脏腑痹的症状、痹证预后和治疗。

【原文】

凡痹之客于五脏者，肺痹者，烦满喘而呕；心痹者，脉不通，烦则心下鼓，暴上气而喘，咽干善噫，厥气上则恐；肝痹者，夜卧则惊，多饮数小便，上为引如怀；肾痹者，善胀，尻以代踵，脊以代头；脾痹者，四支解堕，发咳呕汁，上为大塞；肠痹者，数饮而出不得，中气喘争，时发飧泄，胞痹者，少腹膀胱按之内痛，若沃以汤，涩于小便，上为清涕。

阴气者，静则神藏，躁则消亡，饮食自信，肠胃乃伤。淫气喘息，痹聚在肺；淫气忧思，痹聚在心；淫气遗溺，痹聚在肾；淫气乏竭，痹聚在肝；淫气肌绝，痹聚在脾。

诸痹不已，亦益内也。其风气胜者，其人易已也。

帝曰：痹，其时有死者，或疼久者，或易已者，其故何也？

岐伯曰：其入脏者死，其留连筋骨间者疼久，其留皮肤间者易已。

帝曰：其客于六腑者，何也？

岐伯曰：此亦其饮食居处，为其病本也。六腑亦各有俞，风寒湿气中其俞，而食饮应之，循俞而入，各舍其府也。

帝曰：以针治之奈何？

岐伯曰：五脏有俞，六腑有合，循脉之分，各有所发。各随其过，则病瘳也。

【译文】

痹病侵入到五脏，症状各有不同。肺痹的症状是烦闷气喘呕吐；心痹的症状是血脉不通、心烦、心慌，心跳像在敲鼓一样，气喘突然发作，咽喉干燥，经常嗳气，当出现气向上逆时，便产生恐惧；肝痹的症状是夜眠多惊，好饮水，小便频繁，腹部膨满如怀孕的状况；肾痹的

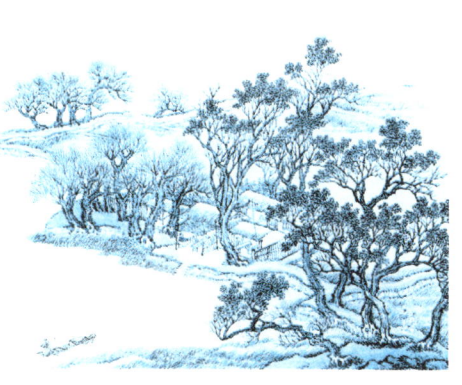

症状是腹部容易胀满，骨骼软弱无力不能行走，行动时以尻着地，身体蜷缩不能伸直，脊高于头；脾痹的症状是四肢倦怠无力，咳嗽，呕吐清水，甚至胸膈上闭塞；肠痹的症状是常常喝水而又小便困难，中气喘而急迫，有时要泄出不消化的食物；膀胱痹的症状是手按小腹部时有痛感，好像灌了热水一样，小便涩痛，上部鼻流清涕。

五脏的阴气，安静则精神内藏，躁动则易于耗散，若饮食过多，肠胃便会受到损伤。邪气侵犯引起呼吸喘促的，是痹病发生在肺；邪气侵犯引起忧思的，是痹发生在心；邪气侵犯引起遗尿的，是痹发生在肾；邪气侵犯引起疲乏口渴的，是痹发生在肝；邪气侵犯引起肌肉消瘦的，是痹发生在脾。

各种痹病日久不见好转，会越来越往人体的内部发展。如属于风气较胜的，就比较容易治好。

黄帝问道：痹病患者常有死的，有疼痛长期治不好的，有很快便痊愈了的，这是什么缘故呢？

岐伯说：痹病若已传入于五脏，就会死亡；若长久停留在筋骨之间，疼痛就会经久不愈；若邪气仅仅只停留在皮肤间，则易于痊愈。

【提要】

本节进一步论述了痹证发病的内外相应的条件。

【原文】

帝曰：荣卫之气，亦令人痹乎？

岐伯曰：荣者，水谷之精气也，和调于五脏，洒陈于六腑，乃能入于脉也，故循脉上下，贯五脏，络六腑也。卫者，水谷之悍气也，其气慓疾滑利，不能入于脉也，故循皮肤之中，分肉之间，熏于肓膜，散于胸腹。逆其气则病，从其气则愈。不与风寒湿气合，故不为痹。

【译文】

黄帝问道：营气和卫气也会使人发生痹病吗？

岐伯说：营气是水谷所化的精气，平和协调地布散于五脏六腑之中，然后进入脉中，沿着经脉上下运行，贯通五脏，联络六腑。卫气是水谷精气中慓悍滑利的部分，它急速滑利，不能进入脉中，而沿着皮肤肌肉之间运行，并熏蒸体内的筋膜，然后散布到胸腹部。如果营卫二气运行紊乱，就会生病，但只要营卫二气运行正常，病就会好。总之，营卫之气不与风寒湿三气相合，是不会发生痹病的。

【提要】

本节分析了痹证临床不同症状产生的机理。

【原文】

帝曰：善。痹或痛，或不痛，或不仁，或寒或热，或燥或湿，其故何也？

岐伯曰：痛者，寒气多也，有寒故痛也。其不痛不仁者，病久入深，荣卫之行涩，经络时疏，故不通，皮肤不荣，故为不仁。其寒者，阳气少，阴气多，与病相益，故寒也。其热者，阳气多，阴气少，病气胜，阳遭阴，故为痹热。其多汗而濡者，此其逢湿甚也，阳气少，阴气盛，两气相感，故汗出而濡也。

帝曰：夫痹之为病，不痛何也？

岐伯曰：痹在于骨则重，在于脉则血凝而不流，在于筋则屈不伸，在于肉则不仁，在于皮则寒。故具此五者则不病也。凡痹之类，逢寒则虫［急］，逢热则纵。

帝曰：善。

【译文】

黄帝说道：讲得好。痹病有痛的，有不痛的，有肌肤麻木不知痛痒的，有发寒的，有发热的，有皮肤干燥的，有皮肤湿润的，这是什么原因呢？

岐伯说：痛是寒气偏多，有寒气所以疼痛。其不痛而麻木不仁的，是由于得病日子久了，病邪侵入较深，营卫之气的运行不流畅，以致经络有时空虚，所以不痛，皮肤失去营养，所以麻木不仁。发寒的，是由于阳气少，阴气多，阴气与病气互相结合而加剧，所以寒多。发热的，是由于阳气多，阴气少，阳气与病气相结合而加剧，阳气遭遇阴气，而阴气不能胜阳气，所以为痹热。有多汗而湿润的，是感受湿气太重，体内阳气不足，阴气过盛，阴气和湿气结合，所以病人多汗而皮肝湿润。

黄帝问道：痹病有不痛的，是什么原因呢？

岐伯说：痹病发生在骨则身体沉重，痹病发生在脉则血流不畅，痹病发生在筋的则会痉挛拘急、肢体不能伸展，痹病发生在肌肉的则麻木不仁，痹病发生在皮肤的则发寒。如若有这五种症状的痹病，便不会有疼痛的感觉。大凡痹病之类，遇到寒气则痉挛拘急疼痛，遇到热气则疼痛缓解。

黄帝说道：讲得好。

痿论篇第四十四

【提要】

本节论述五体痿的病机、征候及其发病规律。

【原文】

黄帝问曰：五脏使人痿，何也？

岐伯对曰：肺主身之皮毛，心主身之血脉，肝主身之筋膜，脾主身之肌肉，肾主身之骨髓。故肺热叶焦，则皮毛虚弱急薄，著则生痿躄也；心气热，则下脉厥而上，上则下脉虚，虚则生脉痿，枢折挈，胫纵而不任地也；肝气热，则胆泄口苦筋膜干，筋膜干则筋急而挛，发为筋痿；脾气热，则胃干而渴，肌肉不仁，发为肉痿；肾气热，则腰脊不举，骨枯而髓减，发为骨痿。

【译文】

黄帝问道：五脏都能使人生痿弱的病，这是什么原因呢？

岐伯回答说：肺管理全身的皮毛，心管理全身的血脉，肝管理全身的筋膜，脾管理全身的肌肉，肾管理全身的骨髓。所以，肺脏受热，则津液消耗，以致肺叶枯痿，皮毛也呈现出虚弱干枯的状态，严重者便发生"痿躄"的病；心脏受热，会使下部脉中的血向上逆行，血都聚集在上部，造成下部血脉空虚，血虚就会产生"脉痿"，关节像折了一样，不能相互联系，足和小腿肌肉瘫软无力不能走路；肝脏有热，则使胆汁上泛而见口苦，筋膜失去营养而干枯，以至筋挛拘急，发生"筋痿"；脾脏有热，则使胃内津液干燥而口渴，肌肉麻痹不仁，发生不知痛痒的"肉痿"；肾脏有热，则精液耗竭，骨髓减少，腰脊不能动产生"骨痿"。

【提要】

本节进一步论述痿证形成的病因病机、症状及在望诊上的鉴别诊断。

【原文】

帝曰：何以得之？

岐伯曰：肺者，脏之长也，为心之盖也。有所失亡，所求不得，则发肺鸣，鸣则肺热叶焦。故曰："五脏因肺热叶焦，发为痿躄。"此之谓也。悲哀太甚，则胞络绝，胞络绝，则阳气内动，发为心下崩，数溲血也。故《本病》曰："大经空虚，发为肌痹，传为脉痿。"思想无穷，所愿不得，意淫于外，入房太甚，宗筋弛纵，发为筋痿，乃为白淫。故《下经》曰："筋痿者，生于肝，使内也。"有渐于湿，以水为事，若有所留，居处相湿，肌肉濡渍，痹而不仁，发为肉痿。故《下经》曰："肉痿者，得之湿地也。"有所远行劳倦，逢大热而渴，渴则阳气内伐，内伐则热舍于肾。肾者水脏也，今水不胜火，则骨枯而髓虚，故足不任身，发为骨痿。故《下经》曰："骨痿者，生于大热也。"

帝曰：何以别之？

岐伯曰：肺热者色白而毛败，心热者色赤而络脉溢，肝热者色苍而爪枯，脾热者色黄而肉蠕动，肾热者色黑而齿槁。

【译文】

黄帝问道：痿病是怎样引起的呢？

岐伯说：肺脏在五脏之中位置最高，覆盖在心脏之上。遇有失意的情事，或者个人的欲求无法达到，就会使肺气不畅通而发生病变，热邪造成肺叶焦枯。所以说，"五脏是由于肺热叶焦，得不到营养，就会生'痿躄'之病。"便是这个道理。悲哀太甚，则会损伤胞络，而致心气上下不通，阳气在内妄动，迫使血液从下部溢出脉外，所以常常小便出血。因此《本病》里说："大的经脉空虚，可以使人产生脉痹，最后变为脉痿。"思虑过多，欲求愿望得不到满足，意志总是浮游在外，或者房事太过导致阳痿，逐渐形成筋痿，以致形成遗精、白带等病。因此《下经》里说："筋痿的病生于肝，是由于房事过度引起的。"如果长期感受到湿邪，例如长期从事水中作业，使水湿停留在体内，或居住在潮湿的环境中使肌肉受到湿邪浸润，出现感觉麻木不仁，最终形成肉痿。因此《下经》里说："肉痿的病，是由于久居湿地引起的。"有的是因为远行劳累，又遇到炎热天气，感到发渴，渴就是内部的阳明之气亏乏，于是虚热便侵入到肾脏，肾属水脏，现在水不能胜火热，便会骨髓枯槁而空虚，以致两足不能支持身体，发为骨痿。因此《下经》里说："骨痿的病，是由于大热所引起的。"

黄帝问道：如何来鉴别五痿症呢？

岐伯说：肺脏有热的，会见到面色白而毛发枯槁衰败；心脏有热的，面色红而体表的小络脉充血；肝脏有热的，面色青而指甲干燥；脾脏有热的，面色黄而肌肉蠕动；肾脏有热的，面色黑而牙齿枯槁松动。

【提要】

本节论述治疗痿证的基本原则。

【原文】

帝曰：如夫子言可矣，论言"治痿者独取阳明"，何也？

岐伯曰：阳明者，五脏六腑之海，主润宗筋，宗筋主束骨而利机关也。冲脉者，经脉之海也，主渗灌溪谷，与阳明合于宗筋。阴阳总宗筋之会，会于气街，而阳明为之长，皆属于带脉，而络于督脉。故阳明虚则宗筋纵，带脉不引，故足痿不用也。

帝曰：治之奈何？

岐伯曰：各补其荥而通其俞，调其虚实，和其逆顺，筋、脉、骨、肉，各以其时受月，则病已矣。

帝曰：善。

【译文】

黄帝问道：像你刚才所说的痿症，可以分经而治，但医论上说"治痿症应独取阳明"，又是什么原因呢？

岐伯说：阳明是五脏六腑的源泉，能够润养宗筋，宗筋的功能，是约束骨肉并且使关节滑利灵活。冲脉是人体十二经气血汇集之所，它能渗透灌溉全身的肌肉，与阳明经汇合于宗筋。阴经阳经都在宗筋处相聚，再在气街处汇合，阳明是它们的统领，都连属于带脉，而联络于督脉。如果阳明经不足，宗筋就要松缓，带脉也不能收引经脉，就使足部痿弱不堪用了。

黄帝问道：应当如何治疗呢？

岐伯说：用针刺方法，补益发病经脉的荥穴，疏通各经的腧穴，来调整虚实，和解紊乱之气；无论筋、脉、骨、肉痿病的哪一种，只要根据相应的脏腑之气偏旺的月份，病便会痊愈。

黄帝说道：讲得好。

厥论篇第四十五

【提要】

本节论述寒厥、热厥总的病机。

【原文】

黄帝问曰：厥之寒热者，何也？

岐伯对曰：阳气衰于下，则为寒厥；阴气衰于下，则为热厥。

帝曰：热厥之为热也，必起于足下者，何也？

岐伯曰：阳气起于足五指之表，阴脉者集于足下，而聚于足心，故阳气胜则足下热也。

帝曰：寒厥之为寒也，必从五指而上于膝者，何也？

岐伯曰：阴气起于五指之里，集于膝下而聚于膝上。故阴气胜，则从五指至膝上寒；其寒也，不从外，皆从内也。

【译文】

黄帝问道：厥病有寒有热，究竟是怎样形成的呢？

岐伯回答说：下部的阳气不足，就会产生寒厥病；下部的阴气不足，就会产生热厥病。

黄帝问道：热厥一定要从足下发生，这是什么道理呢？

岐伯说：阳经之气在足五趾的外侧运行，阴气集中在足下，而聚结在足心，所以若阳气胜，足下就会发热。

黄帝问道：寒厥一定要从足五趾发生，然后上行到膝下，是什么道理呢？

岐伯说：阴经之气在足五趾内侧运行，先交会于膝下部位，后聚集在膝上。所以阴气胜，寒冷便先从五趾开始，向上到膝上。这种寒冷，并不是外来的寒邪侵犯所造成的，而是由于体内阳气虚弱引起的。

【提要】

本节阐述寒厥、热厥形成的主要病因病机和辨证要点。

【原文】

帝曰：寒厥何失而然也？

岐伯曰：前阴者，宗筋之所聚，太阴阳明之所合也。春夏则阳气多而阴气少，秋冬则阴气盛而阳气衰。此人者质壮，以秋冬夺于所用，下气上争不能复，精气溢下，邪气因从之而上也；气因于中，阳气衰，不能渗营其经络，阳气日损，阴气独在，故手足为之寒也。

帝曰：热厥何如而然也？

岐伯曰：酒入于胃，则络脉满而经脉虚。脾主为胃行其津液者也，阴气虚则阳气入，阳气入则胃不和，胃不和则精气竭，精气竭则不营其四肢也。此人必数醉若饱以入房，气聚于脾中不得散，酒气与谷气相薄，热盛于中，故热遍于身，内热而溺赤也。夫酒气盛而慓悍，肾气有衰，阳气独胜，故手足为之热也。

【译文】

黄帝问道：寒厥是因为什么损失而形成的？

岐伯说：前阴，是宗筋聚集的地方，也是太阴脾经和足阳明胃经的会合场所。一般来说，春夏是阳气多而阴气少，秋冬是阴气盛而阳气衰。患寒厥的人，往往是自恃身体壮实，在秋冬阳气已衰的季节，过度劳累或纵欲，造成肾阳虚弱，下面的阴气向上浮动；导致肾阳封藏精气功能下降，精气外泄，向上逆行的阴气成为寒厥，停留在中部脾胃，阳气受到损伤，无法将营养物质输送到全身经络，阳气日渐衰落，阴气独自存在，四肢得不到温暖，所以手足发冷。

黄帝问道：热厥是怎样形成的呢？

岐伯说：酒入于胃，使气血通向体表、小经络，所以形成体表经络充满，而体内经脉空虚的状况。脾的功能，是帮助胃来输送津液的，若饮酒过度，酒的热性就会损伤脾脏的阴气，阳气会乘虚而入。造成脾的功能失常，导致脾脏无法将营养物质输送到全身，使四肢得不到足够的营养，这样的人，多数经常醉酒和饱食后行房事造成酒和食物停留在胃中无法消化，时间长了，就转化成热，所以全身发热、小便赤红等症出现了。因为酒的性质热而猛烈，肾阴必定受损，阴虚则阳气盛，所以出现手脚发热的症状。

【提要】

本节论述寒厥、热厥的兼症及其病机。

【原文】

帝曰：厥或令人腹满，或令人暴不知人，或至半日远至一日乃知人者，何也？

岐伯曰：阴气盛于上则下虚，下虚则腹胀满；阳气盛于上，则下气重上，而邪气逆，逆则阳气乱，阳气乱则不知人也。

【译文】

黄帝问道：厥病有的使人腹胀，有的使人突然昏迷、不省人事，或者半天甚至一天才能清醒过来，这是什么道理呢？

岐伯说：阴气偏盛于上，则下部必然会虚，下部虚，则腹部就容易胀满；阳气偏盛于上，阴气也会向上逆行，逆行之气就像邪气一样扰乱阳气，阳气紊乱，则会突然不省人事。

奇病论篇第四十七

【提要】

本节说明脾瘅的病因病机、症状特点、转归、治法和方药。

【原文】

帝曰：有病口甘者，病名为何？何以得之？

岐伯曰：此五气之溢也，名曰脾瘅。夫五味入口，藏于胃，脾为之行其精气，津液在脾，故令人口甘也；此肥美之所发也。此人必数食甘美而多肥也。肥者令人内热，甘者令人中满，故其气上溢，转为消渴。治之以兰，除陈气也。

【译文】

黄帝问：有的病人嘴里发甜，是什么病？又是怎样得的？岐伯说：这是由于饮食物的精气向上泛溢，叫作脾瘅。一般说来，食物进入嘴里，贮藏于胃，再由脾脏运化，输送所化精气于各个器官。如果脾脏有热，那么脾脏失其正常功能，津液停留在脾，所以令人嘴里觉有甜味，这是饮食过于肥美所诱发的。患这种病的人，大都是经常吃甘美厚味造成的。厚味能够使人内里生热，甜味能够使人胸部满闷，所以食气向上泛溢，并可以转为消渴的病。应该以兰草治疗，兰草的功能，可以排除蓄积郁热陈腐之气。

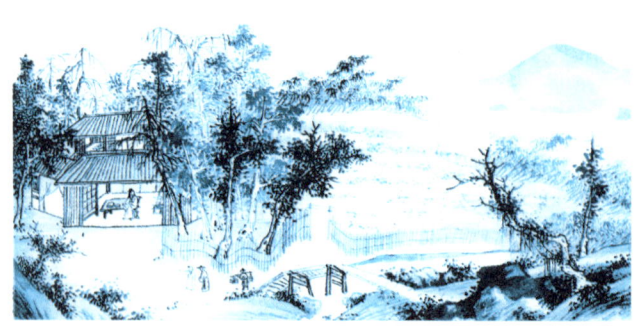

水热穴论篇第六十一

【提要】

本节主要讲水与肾的关系。

【原文】

黄帝问曰：少阴何以主肾？肾何以主水？

岐伯对曰：肾者，至阴也。至阴者，盛水也。肺者、太阴也。少阴者，冬脉也。故其本在肾，其末在肺，皆积水也。

帝曰：肾何以能聚水而生病？

岐伯曰：肾者，胃之关也。关门不利，故聚水而从其类也。上下溢于皮肤，故为胕肿。胕肿者，聚水而生病也。

帝曰：诸水皆生于肾乎？

岐伯曰：肾者，牝脏也。地气上者属于肾，而生水液也，故曰至阴。勇而劳甚则肾汗出；肾汗出缝于风，内不得入于脏腑，外不得越于皮肤，客于玄府，行于皮里，传为胕肿。本之于肾，名曰风水。所谓玄府者，汗空也。

【译文】

黄帝问道：少阴为什么主管肾？肾又为什么主管水？

岐伯回答说：在阴阳属性分类中，人体的上半身属阳，下半身属阴，六腑为阳，五脏属阴，肾的位置在人体的下部，为阴中之阴，所以称之为至阴之脏，所以肾脏是主管水的内脏。在和气候的阴阳关系中，肺脏和太阴相对应，肾脏和少阴相对应，少阴之气在冬季最旺盛，冬季与水相对应，而肾经的经脉之气在冬季最旺盛，少阴经脉起源于肾脏，其末端分支进入肺中。因此，水肿之病的根本在肾，其标末在肺，肺肾两脏都能够积水而发为病。

黄帝问道：肾为什么能使水液积聚而造成病变呢？

岐伯说：肾好比是胃的闸门。闸门不通畅，就要积聚水液并使邪气猖獗。水液上下泛溢于皮肤，其内会发生腹水。而发生腹水的原因，就是水液的不断积聚。

黄帝问道：所有的水肿病都是由肾脏病变引起的吗？

岐伯说：肾是阴脏。凡是向上蒸腾的地方，都属于肾，因气化而生为水液，所以叫作至阴。如果有人自恃身体强壮，过度劳累或房事过度，就会大汗淋漓，这时的出汗与肾脏有关；当汗出的时候，突然遇到了风邪，汗孔骤闭，汗出不尽，向内不能回到脏腑，向外又不能排泄于皮肤，因余汗停滞于玄府，逗留在皮里，最后形成浮肿。这种病的根源仍是属于肾，又因感风而成，所以叫作风水。所谓玄府，就是指汗孔。

调经论篇第六十二

【提要】

本节主要论述了阴阳盛衰的寒热病机。

【原文】

帝曰：经言阳虚则外寒，阴虚则内热，阳盛则外热，阴盛则内寒，余已闻之矣，不知其所由然也。

岐伯曰：阳受气于上焦，以温皮肤分肉之间，今寒气在外，则上焦不通，上焦不通，则寒气独留于外，故寒栗。

帝曰：阴虚生内热奈何？

岐伯曰：有所劳倦，形气衰少，谷气不盛，上焦不行，下脘不通，胃气热，热气熏胸中，故内热。

帝曰：阳盛生外热奈何？

岐伯曰：上焦不通利，则皮肤致密，腠理闭塞，玄府不通，卫气不得泄越，故外热。

帝曰：阴盛生内寒奈何？

岐伯曰：厥气上逆，寒气积于胸中而不泻，不泻则温气去，寒独留，则血凝泣，凝则脉不通，其脉盛大以涩，故中寒。

【译文】

黄帝问道：古经上所说的阳虚则产生外寒，阴虚则产生内热，阳盛则产生外热，阴盛则产生内寒。这些我已经听说了，但不知为什么会产生这些症状。

岐伯说：人体体表享受从上焦输送分布来的阳气，这些阳气有温暖和养护皮肤肌肉的功能。现在寒气从外部侵袭人体，使大小经脉收缩，上焦的阳气不能通达到体表，由于体表的阳气不足，而寒气却停留在皮肤肌肉之中，所以使人产生寒冷颤抖的症状。

黄帝问道：阴气虚弱产生内热是怎么形成的呢？

岐伯说：劳倦过度，就会伤及脾脏，脾虚就不能正常运化，不能正常运化必然导致形气衰少，也不能传输水谷的精微，这样上焦就不能宣发五谷的气味，下脘也不能化水谷之精，胃气郁结而生热气，热气向上熏蒸到胸内，因而出现内热的症状。

黄帝问道：阳气亢盛产生外热是怎么形成的呢？

岐伯说：由于上焦不通利，则使皮肤紧密而腠理闭塞，汗孔不通，卫气不能发泄外越，因而便会发生外热。

黄帝又问道：阴气亢盛产生内寒是怎么形成的呢？

岐伯说：由于寒气向上逆行，停留积聚在胸中而不能向外泄除，不下泄则温和的阳气衰耗，而寒气停留聚积在胸中，而不能向外泄出，使胸中的阳气被耗损而虚少，寒气单独停留，则使脉中的血液运行凝涩不畅，血行不畅则使经脉阻塞不通，所以产生内寒的症状。

标本病传论篇第六十五

【提要】

本节论述治标本的重要性。

【原文】

黄帝问曰：病有标本，刺有逆从，奈何？

岐伯对曰：凡刺之方，必别阴阳，前后相应，逆从得施，标本相移。故曰：有其在标而求之于标，有其在本而求之于本，有其在本而求之于标，有其在标而求之于本。故治有取标而得者，有取本而得者，有逆取而得者，有从取而得者。故知逆与从，正行无问；知标本者，万举万当；不知标本，是谓妄行。

【译文】

黄帝问：疾病有所谓标病和本病的区别，针刺方法有逆治和从治的不同，这是怎么回事？

岐伯回答说：大凡针刺的方法，必定要先辨别清楚病情属阴还是属阳，结合病史来看。然后确定施行逆治还是施行从治，治标还是治本。所以说标病治标，本病治本，有的本病治标，有的标病治本。因此在治疗方法方面，有治标而奏效的，有治本而奏效的，有反治而奏效的，也有正治而奏效的。所以懂得了逆治与从治的方法和原则，就可放手治疗而无须疑虑；懂得了治标和治本的法则，就能屡治屡愈，万无一失。如果不懂得标本的道理，治疗时必然是盲目错乱的。

【提要】

本节论述标本缓急治则的临床应用。

【原文】

夫阴阳逆从，标本之为道也，小而大，言一而知百病之害；少而多，浅而博，可以言一而知百也。以浅而知深，察近而知远。言标与本，易而勿及。

治反为逆，治得为从。先病而后逆者治其本；先逆而后病者治其本。先寒而后生病者治其本；先病而后生寒者治其本。先热而后生病者治其本；先热而后生中满者治其标。先病而后泄者治其本；先泄而后生他病者治其本，必且调之，乃治其他病。先病而后生中满者治其标；先中满而后烦心者治其本。人有客气，有同气。小大不利治其标；小大利治其本。病发而有余，本而标之，先治其本，后治其标；病发而不足，标而本之，先治其标，后治其本。谨察间甚，以意调之。间者并行，甚者独行。先小大不利而后生病者，治其本。

【译文】

病情的属阴和属阳，治疗的逆治和从治，病的标病和本病，这些道理，看起来很小，但实际上包含着很大的意义。从对一个疾病的标病和本病，逆治和从治的认识，可以举一反三、触类旁通，进一步了解许多疾病的原理及其对人体造成的危害，使人们的知识由少到多、由浅入深，言一而知百。尽管如此，标病和本病的道理说起来容易理解，但要真正掌握，在临床实践中运用自如，却不是那么简单。

不懂得标本的道理，治疗时违反了标本的原则，称为逆，知道标本的道理，治疗时顺从标本的原则，则称为从。例如先患某病，然后才出现气血不和的，要先治它的本病；若病人先出现气血紊乱，然后才患病的，也应先治其本。先因寒邪致病而后发生其他病变的，应当先治其本；先患病而后出现寒症的，也当先治其本。先患热病而后发生其他病变的，应当治其本，先患热病而后生中满的，就应治它的标。先患病而后发生泄泻的，应先治其本；先患泄泻而后又生其他病的，当先治疗泄泻。一定得先把泄泻调治好，才可治疗其他病症。先患病而后发生中满的，应当先治它的标；先患中满症，而后又增加了心烦不舒的，应当治其本。人体内有邪气，也有真气。大小便不通畅的，应当先治其标；大小便通畅的应当先治其本。一般说来，由于邪气亢盛有余而导致的实性疾病，应当用本而标之的治法，即先治其本，后治其标；如病发而表现为不足的虚症，应当用标而本之的治法，即先治其标，后治其本。要谨慎地观察病情的轻重，根据具体情况而进行适当的治疗。病轻的可以标本兼治，病重的就要从实际出发，或治本或治标。另外，如果先是大小便不利，而后发生其他病变的，那么应先治疗大小便不利的本病。

六微旨大论篇第六十八

【提要】

本节论述天地阴阳之气的升降变化。

【原文】

帝曰：其气降何如？

岐伯曰：气之升降，天地之更用也。

帝曰：愿闻其用何如？

岐伯曰：升已而降，降者谓天；降已而升，升者谓地。天气下降，气流于地；地气上升，升腾于天。故高下相召，升降相因，而变作矣。

【译文】

黄帝说：我想听听六气升降动静，在自然界所发挥的作用。岐伯说：谈论天气的变化，必须抓住六气的本元；谈论地气的变化，应当找出六气对应的五行之位；谈论人体的变化，应当抓住天地之气相交。黄帝说：什么是天地之气相交呢？岐伯说：天气居于上位，地气居于下位，上下交互的地方，是人类居住的地方。所以说：天枢以上，天气主管，天枢以下，地气主管；在天地之气相会的地方，人气顺从天地之气的变化，万物由此而生，就是这个意思。

【提要】

本节论述了阴阳升降出入变化是事物生杀之本始。

【原文】

岐伯曰：成败倚伏，生乎动，动而不已，则变作矣。

帝曰：有期乎？

岐伯曰：不生不化，静之期也。

帝曰：不生化乎？

岐伯曰：出入废，则神机化灭；升降息，则气立孤危。故非出入，则无以生长壮老已；非升降，则无以生长化收藏。是以升降出入，无器不有。故器者生化之宇，器散则分之，生化息矣。故无不出入，无不升降。化有小大，期有近远。四者之有，而贵常守，反常则灾害至矣。

【译文】

岐伯说：成败原因的关键在于六气的运动，六气不断的运动，就会发生不断的变化。黄帝说：运动有一定的时间吗？岐伯说：不生不化，是相对稳定的时期。黄帝说：物有不生不化的吗？岐伯说：物体的内部都有生生不息的阴阳变化的机能，叫"神机"，物体的外形依赖于气化的作用而存在，叫"气立"。如果出入的功能废止了，那么"神机"毁灭，升降的作用停息了，那么"气立"就消亡了。因此，没有出入，也就不会有发生、成长、壮实、衰老与灭亡；没有升降，也就不会有发生、成长、变化、收敛与闭藏。所以升降出入，是没有一种物体不具备的。因而物体就像是生化之器，若器物的形体不存在了，那么升降出入也就要停止，生化之机也就停止了。因此说任何物体没有不存在出入升降的机能的。不过化有大小的不同，时间有远近的区别，不管大小远近，贵在保持正常，如果反常，就要发生灾害。

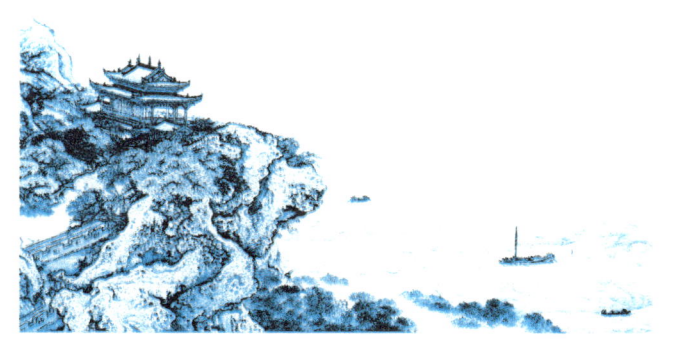

五常政大论篇第七十

【提要】

本节论述人对药物耐受性、气反治则和反佐服药方法。

【原文】

能毒者，以厚药；不胜毒者，以薄药。此之谓也。气反者，病在上，取之下；病在下，取之上；病在中，旁取之。治热以寒，温而行之；治寒以热，凉而行之；治温以清，冷而行之；治清以温，热而行之。

【译文】

对于身体强壮能耐受剧烈药物的，则给以气味厚作用猛的药；身体衰弱不能胜任剧烈药物的；则给以气味淡作用缓和的药，说的就是这个道理。如果病出现了假象，例如病在上的，就治疗下部；病在下的，治疗上部；病在中的，就治疗左部右部。治热病用寒药，应当温服；治寒病用热药；应当凉服；治温病用凉药，应当冷服；治清冷之病用温药，应当热服。

【提要】

本节论述治病用药应遵循的常规。

【原文】

帝曰：有毒无毒，服有约乎？

岐伯曰：病有久新，方有大小，有毒无毒，固宜常制矣。大毒治病，十去其六；常毒治病，十去其七；小毒治病，十去其八；无毒治病，十去其九。谷肉果菜，食养尽之，无使过之，伤其正也。不尽，行复如法。

【译文】

黄帝问道：有毒的药和无毒的药，服用方法有一定的规则吗？

岐伯说：病变有新久，处方有大小，药的有毒无毒，在服用时当然要遵循一定的规则。凡用大毒之药，病去十分之六，则不可再服；平常的毒药，病去十分之七，不可再服；有小毒的药，病去十分之八，不可再服；即使没有毒的，病去十分之九，也不必再服。以后用五谷、肉类、果类、蔬菜等饮食调养，就可使病气都去掉了，不要用药过度，而伤及正气。如果邪气未尽，可再按上述方法服药。

六元正纪大论篇第七十一

【提要】

本节论述妇人重身时治疗的注意事项。

【原文】

黄帝问曰：妇人重身，毒之何如？

岐伯曰：有故无殒，亦无殒也。

帝曰：愿闻其故何谓也？

岐伯曰：大积大聚，其可犯也，衰其大半而止，过者死。

帝曰：善。

【译文】

黄帝问道：妇人怀孕，而用剧烈药的后果如何？

岐伯说：如果有病而用药，既不伤胎，也不会伤害母体。

黄帝问道：我想知道这是什么道理？

岐伯说：大积大聚的病，为了去病就可以使用剧烈的药品，但是必须谨慎，病情大有好转，且已好了一大半，就应当停止用药。如果用药过量，就会导致死亡。

黄帝说道：讲得好。

至真要大论篇第七十四

【提要】

本节主要论述大多数疾病都与风、寒、暑、湿、燥、火六气的变化有关。

【原文】

帝曰：善。夫百病之生也，皆生于风寒暑湿燥火，以之化之变也。经言盛者泻之，虚者补之，余锡以方士，而方士用之，尚未能十全。余欲令要道必行，桴鼓相应，犹拔刺雪污，工巧神圣，可得闻乎？

岐伯曰：审察病机，无失气宜，此之谓也。

帝曰：愿闻病机何如？

岐伯曰：诸风掉眩，皆属于肝。诸寒收引，皆属于肾。诸气膹郁，皆属于肺。诸湿肿满，皆属于脾。诸热瞀瘛，皆属于火。诸痛痒疮，皆属于心。诸厥固泄，皆属于下。诸痿喘呕，皆属于上。诸禁鼓栗，如丧神守，皆属于火。诸痉项强，皆属于湿。诸逆冲上，皆属于火。诸胀腹大，皆属于热。诸躁狂越，皆属于火。诸暴强直，皆属于风。诸病有声，鼓之如鼓，皆属于热。诸病胕肿疼酸惊骇，皆属于火。诸转反戾，水液浑浊，皆属于热。诸病水液，澄澈清冷，皆属于寒。诸呕吐酸，暴注下迫，皆属于热。故《大要》曰："谨守病机，各司其属，有者求之，盛者责之，虚者责之，必先五胜，疏其血气，令其调达，而致和平。"此之谓也。

【译文】

黄帝说：讲得好。各种疾病的发生，多是由风、寒、暑、湿、燥、火六气引起的，而疾病又可以发生各种变化。医书里说，对于邪气盛的用泻法治疗，正气虚的用补法治疗。我把这些方法，传授给了医生，而医生运用后却不能收到十全的效果。我想使这些重要的理论得到普遍的运用，能够收到桴鼓相应的效果，好像拔除棘刺、洗雪污浊一样，使一般医生能够达到工巧神圣的程度，可以讲给我听吗？岐伯说：仔细观察疾病的机理，不违背调和六气的原则，就可以达到这个目的。

　　黄帝说：希望听您说说病机是什么？岐伯说：诸多因风气所致的颤动眩晕，都与肝有关；凡是寒病而发生的筋脉拘急，都与肾有关；凡是气病而发生的烦满郁闷，都与肺有关；凡是湿病而发生的浮肿胀满，都与脾有关；凡是热病而产生的视力模糊昏花不清，肢体抽搐都与火有关；凡是疼痛、瘙痒、疮疡，都与心有关；凡是厥逆、二便不通或失禁，都与下焦有关；凡是患喘逆呕吐，都与上焦有关；凡是口噤不开，寒颤、口齿叩击，都与火有关；凡是痉病颈项强急，都与湿有关；凡是气逆上冲，都与火有关；凡是胀满腹大，都与热有关；凡是躁动不安，发狂而举动失常的，都与火有关；凡是突然发生强直的症状，都与风邪有关；凡是病而有声（如肠鸣），在触诊时，发现如鼓音的，都与热有关；凡是浮肿、疼痛、酸楚、惊骇不安，都与火有关；凡是转筋挛急，排出的水液浑浊，都与热有关；凡是排出的水液感觉清亮、寒冷，都与寒有关；凡是呕吐酸水，或者突然急泄而有窘迫的感觉，都与热有关。所以《大要》说：谨慎遵循病机理论，掌握各种病症的归属。对于已出现的症状，要分析它出现的原因；对于应该出现却没有出现的症状，也要分析它没有出现的原因；对表现过盛的病症，要分析为什么会过盛；表现虚弱的病症，要分析为什么虚弱。在全面分析后，首先要明确五脏之气的偏胜偏衰，治疗时要根据病情而疏通气血，使其通畅条达，从而恢复协调和平的正常状态。

【提要】

　　本节论述正治、反治的概念和方法以及虚寒、虚热证的治疗原则。

【原文】

　　　　寒者热之，热者寒之，微者逆之，甚者从之，坚者削之，客者除之，劳者温之，结者散之，留者攻之，燥者濡之，急者缓之，散者收之，损者温之，逸者行之，惊者平之，上之下之，摩之浴之，薄之劫之，开之发之，适事为故。

帝曰：何谓逆从？

岐伯曰：逆者正治，从者反治，从少从多，观其事也。

帝曰：反治何谓？

岐伯曰：热因寒用，寒因热用，塞因塞用，通因通用，必伏其所主，而先其所因，其始则同，其终则异，可使破积，可使溃坚，可使气和，可使必已。

帝曰：善。气调而得者何如？

岐伯曰：逆之从之，逆而从之，从而逆之，疏气令调，则其道也。

帝曰：善。病之中外何如？

岐伯曰：从内之外者，调其内；从外之内者，治者外；从内之外而盛于外者，先调其内而后治其外；从外之内而盛于内者，先治其外而后调其内；中外不相及，则治主病。

帝曰：善。火热复，恶寒发热，有如疟状，或一日发，或间数日发，其故何也？

岐伯曰：胜复之气，会遇之时，有多少也。阴气多而阳气少，则其发日远；阳气多而阴气少，则其发日近。此胜复相薄，盛衰之节，疟亦同法。

帝曰：论言治寒以热，治热以寒，而方士不能废绳墨而更其道也。有病热者，寒之而热，有病寒者，热之而寒，二者皆在，新病复起，奈何治？

岐伯曰：诸寒之而热者取之阴，热之而寒者取之阳，所谓求其属也。

【译文】

病属于寒的，要用热药；病属于热的，要用寒药。病轻的，就逆着病情来治疗；病重的，就顺着病情来治疗。病邪坚实的，就削弱它。病邪停留在体内的，就驱除它，病属劳倦所致的，就温养它。病属气血郁结的，就加以舒散。病邪滞留的，就加以攻击。病属枯燥的，就加以滋润。病属急剧的，就加以缓解，病属气血耗散的，就加以收敛。病属虚损的，就加以补益。病属安逸停滞的，要使其畅通。病属惊怯的，要使之平静。另外，在临床实践中，要根据病情的需要，或使用升举法或使用降逆法，或用按摩，或用洗浴，或迫邪外出，或截邪发作，或用开泄，或用发散，无论使用哪种治疗方法都要以适合病情为好。

　　黄帝道：什么叫作逆从？岐伯说：逆是逆其病症而治疗，也就是反治法。至于顺从病症的药物用量多少，要根据实际病情而定。

　　黄帝道：请具体说一下怎么做才叫反治？岐伯说：疾病中出现热的现象，治疗时仍用热性药；疾病中出现有寒的现象，治疗时仍使用寒性药；疾病中有阻塞不通的现象；治疗时仍使用补益收敛的药物；疾病中有通利的现象；治疗时仍使用通利的药物。这样做的目的，就是要从根本上制伏疾病，因而使用从治法时首先要抓住导致疾病的原因。从表面上看，从治法好像是药性与疾病的性质相同，但是它所得的结果却并不相同，可以用来破除积滞，可以用来消散坚块，可以用来调和气血，从而使疾病得到痊愈。

　　黄帝道：有时尽管六气调和，而人们仍难免偶尔会患病，对此应该怎样治疗呢？岐伯说：也无非就是用上面所说的治法，或逆治，或从治，或先逆治而后从治，或先从治而后逆治，只要能疏散气血使它调和，就是最佳的治疗方法。

　　黄帝道：讲的好。有些疾病表里内外会互相影响，对此应怎样治疗？岐伯说：病生于内部而影响到外部的，应治疗有内的病；病生于外部而影响到内部的，应治疗在外的病；病生于内部而到达外部，与外部邪气相合，而使病势盛于外部的，要先调在内之病，然后治疗外部的疾病；病生于外部而到达内部，与内部原有之病相合，而使病势盛于内部的，要先治疗外部的疾病，然后调治在内之病。如果内部有病不影响外部，外部有病也不影响内部，内与外不相涉及的，只要治疗主要的病症就可以了。

黄帝道：讲得好！火热之气盛，又见恶寒发热，好像疟疾的症状，有的一天一发，有的间隔数天一发，这是什么缘故！岐伯说：这是胜复之气相遇的时候有多有少的缘故。阴气多而阳气少，那么发作的间隔日数就长；阳气多而阴气少，那么发作的间隔日数就少。这是胜气与复气相互搏击，盛衰互为节制的表现。疟疾的原理也是这样。

黄帝道：医学论著中说，治疗寒病要用热性药，治疗热病要用寒性药，医生不能废掉这个规矩而变更治法。但是有些热病服寒药而更热的，有些寒病服热药而更寒的，这寒热两种病俱在，反又引起新病，应该怎样治呢？岐伯说：凡是用寒药而反热的，应该采用补阴的方法进行治疗，用热药而反寒的，应该采用补阳的方法进行治疗。这就是根据疾病的阴阳属性来进行治疗的原则。

疏五过论篇第七十七

【提要】

本节论述医生易犯的"五过"内容以及脱营、失精的病机。

【原文】

黄帝曰：呜呼远哉！闵闵乎若视深渊，若迎浮云，视深渊尚可测，迎浮云莫知其际。圣人之术，为万民式，论裁志意，必有法则，循经守数，按循医事，为万民副，故事有五过与四德，汝知之乎？

雷公避席再拜曰：臣年幼小，蒙愚以惑，不闻五过与四德，比类形名，虚引其经，心无所对。

帝曰：凡未诊病者，必问尝贵后贱，虽不中邪，病从内生，名曰脱营；尝富后贫，名曰失精；五气留连，病有所并。医工诊之，不在脏腑，不变躯形，诊之而疑，不知病名；身体日减，气虚无精，病深无气，洒洒然时惊。病深者，以其外耗于卫，内夺于荣。良工所失，不知病情。此亦治之一过也。

凡欲诊病者，必问饮食居处，暴乐暴苦，始乐后苦，皆伤精气，精气竭绝，形体毁沮。暴怒伤阴，暴喜伤阳，厥气上行，满脉去形。愚医治之，不知补泻，不知病情，精华日脱，邪气乃并。此治之二过也。

善为脉者，必以比类奇恒从容知之。为工而不知道，此诊之不足贵。此治之三过也。

诊有三常，必问贵贱，封君败伤，及欲侯王。故贵脱势，虽不中邪，精神内伤，身必败亡。始富后贫，虽不伤邪，皮焦筋屈，痿躄为挛。医不能严，不能动神，外为柔弱，乱至失常，病不能移，则医事不行。此治之四过也。

凡诊者，必知终始，有知余绪，切脉问名，当合男女，离绝菀结，忧恐喜怒，五脏空虚，血气离守。工不能如，何术之语！尝富大伤，斩筋绝脉，身体复行，令泽不息，故伤败结，留薄归阳，脓积寒炅。粗工治之，亟刺阴阳，身体解散，四肢转筋，死日有期，医不能明，不问所发，唯言死日，亦为粗工。此治之五过也。

凡此五者，皆受术不通，人事不明也。

【译文】

黄帝说：医学理论真是太深奥了！研究这些理论就好像视探深渊，又好像迎看浮云，渊虽深，尚可以测量，但飘浮不定的云却无法知道它的边际。圣人的医术，是万民学习的榜样，但圣人讨论判断疾病必然有一定的法则。只有遵循这些医学上的常规和法则诊断治疗疾病，才能造福众人，所以医事有五过和四德的说法，你知道吗？雷公离开席位再拜回答说：我年幼小，蒙昧无知，还不知道五过和四德，虽然也能从病的症状和名目上进行联系对比，空洞地引用经典医书上的论述，但心里还不明白，所以不能回答。

黄帝说：在诊病前，应问病人的生活改变情况，如果病人以前地位高贵而后来失势变得卑贱了，这种病人往往有屈辱感，情绪抑郁，即使没有遭受

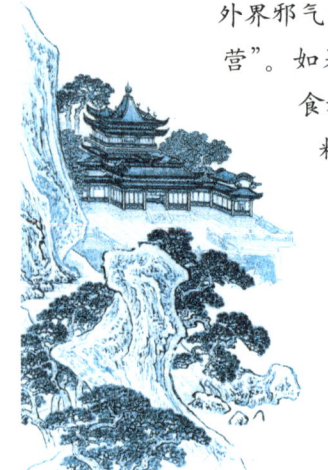
外界邪气的侵袭，疾病也会从身体内部产生，这种病叫"脱营"。如果病人以前富有现在贫穷了，这种病人往往在饮食和情绪上受到影响而产生疾病，这种疾病叫作"失精"，这些疾病都是由于情绪不舒畅五脏之气郁结而形成的。医生诊察这种病，病的初期，由于病不在脏腑，身体的外表形态也没有明显的改变，医生常诊而疑之，不知是什么病。日久则身体逐渐消瘦，气虚而精无以生，病势深重则真气被耗，阳气日虚，病人感到无力且怕冷，常感惊恐不安，其所以病势日益深重，是因为在外耗损了卫气，在内劫夺了营血。这种病即便是医术高明的医生，若不问明病人的情况，不知其致病原因，便不能治愈，这是诊治上的第一个过失。

凡欲诊治疾病时，一定要问病人的饮食和居住环境，以及是否有精神上的突然欢乐、突然忧苦，或先乐后苦等情况，因为突然苦乐都能损伤精气，使精气竭绝，形体败坏。暴怒则伤阴气，暴喜则伤阳气，阴阳俱伤，则使人气厥逆而上行，充满于经脉，而神亦浮越，去离于形体。医术粗浅的医生，在诊治这种疾病时，既不能恰当地运用泻治法，又不了解病情，从而导致病人的精气一天天地虚损衰弱，邪气就会乘虚侵入人体，这是诊治上的第二个过失。

善于诊脉的医生，必定要把病人的脉象进行分类归纳，用正常脉象与病人的脉象进行比较，并从容细致地判断病情，如果医生不懂得这个道理，他做出的诊断就不会被重视，这是诊治上的第三个过失。

诊病时须注意三种情况，即必须问其社会地位的高低，是否经历过的挫折，是否有想当官的欲望。因为原来地位高贵，失势以后，其情志必抑郁不伸，这种人，虽然未中外邪，但由于精神已经先有内伤，身体必然败亡。先富后贫的人，尽管没有外来邪气的伤害，也会发生皮毛焦枯，筋脉拘屈，甚至两腿痉挛软弱不能行走。对这类病人，医生如果缺乏严谨认真的态度，不能动其思想改变其精神面貌，而一味地对其柔弱顺从，任其发展下去，这不但违背了诊治的常规，而且病人的疾患也一定不会得到解除。如此也就谈不上治疗的效果了，这是诊治上的第四个过失。

凡诊治疾病，必须详细地了解疾病的全过程，并且还要了解其他与疾病有关的事情，只有这样，才能掌握疾病的发展情况。在切按脉搏时，要结合男女性别不同的差异来进行分析判断。凡生离死别、情绪不畅、惊恐喜怒等因素，都能使病人的五脏功能失常、气血运行紊乱。如果作为一个医生连这些都不知道，还谈什么医术呢！有的病人曾经受过严重的创伤，使筋脉受损，营养断绝，病人又不注意休养，仍然行动身体，这样就会消耗精华物质，从而影响创伤的康复，使气血停留在经脉的局部，日久就会腐烂成脓，而产生发热寒战等症状。医术粗浅的医生在治疗这种疾病时，往往会多次用针刺病人的阴经或阳经，使其气血更虚，致身体懈散，四肢转筋，死期已不远了，医生对此既不能明辨，又不问其发病原因，只是说病已危重，这是粗率的医生，此为诊治上的第五个过失。

上述的五种过失，都是由于医生的医术不精，又不懂得贵贱、贫富、苦乐以及精神因素对疾病的影响所造成的。

【提要】

本节论述四德的内容及治疗原则。

【原文】

故曰：圣人之治病也，必知天地阴阳，四时经纪，五脏六腑，雌雄表里，刺灸砭石，毒药所主，从容人事，以明经道，贵贱贫富，各异品理，问年少长，勇怯之理。审于分部，知病本始，八正九候，诊必副矣。

治病之道，气内为宝，循求其理，求之不得，过在表里，守数据治，无失俞理。能行此术，终身不殆。不知俞理，五脏菀熟，痈发六腑。诊病不审，是谓失常。谨守此治，与经相明。《上经》、《下经》，揆度阴阳，奇恒五中，决以明堂，审于终始，可以横行。

【译文】

所以说：高明的医生诊治疾病，必定通晓自然界阴阳之气的变化，四时寒暑的规律，五脏六腑之间的关系，经脉之阴阳表里，刺灸、砭石、药物治疗的适应症状，还要能周密详审人情事理，明白诊治疾病的常规，人有贫富贵贱的差异，又各有不同的品质和个性，年龄的长幼不同，体质的强弱也有区别，对于这些情况，医生都要予以注意。医生还要谨慎地审察疾病发生的部位，了解疾病的根本原因及其症状表现，结合全年八个重要节气的气候因素，并参照人体三部九候的脉象，只有这样做了才能说诊断是比较全面了。治病的道理，应重视病人元气的强弱，从其元气的强弱变化中，探求疾病的虚实，如果求之不得，其病便是在阴阳表里之间。治病时应遵守气血多少及针刺深浅等常规，不要失去取穴的理法，能这样来进行医疗，则终生可不发生差错。如果不知取穴的方法，而加以针刺治疗，就会使五脏功能紊乱，气都结化热，或者使六腑发生痈肿。诊察疾病不审慎是违背医疗常规的。医生应该谨守治疗常规，遵循《上经》、《下经》有关理论，及如何推断疾病是发生在阴还是发生在阳，并通过观察鼻部及整个面部的色泽变化辨明五脏内的病变。只有仔细观察研究了疾病的全过程，才可能在治疗上得心应手而广为行医了。

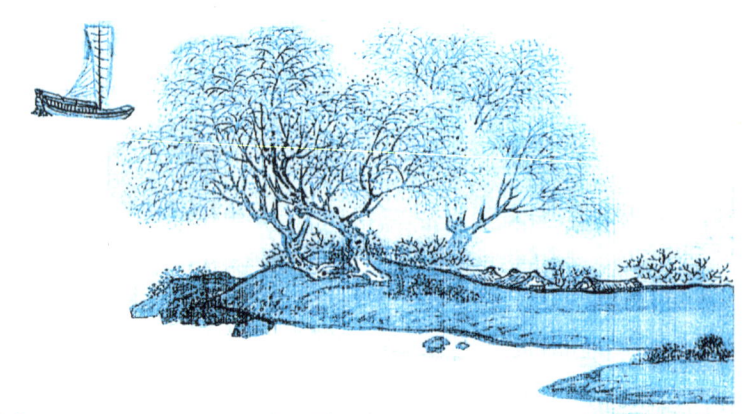

九针十二原第一

【提要】

本节主要讲如何掌握针刺大法之道。

【原文】

黄帝问于岐伯曰：余子万民，养百姓，而收其租税。余哀其不给，而属有疾病。余欲勿使被毒药，无用砭石，欲以微针通其经脉，调其血气，营其逆顺出入之会，令可传于后世。必明为之法令，终而不灭，久而不绝，易用难忘；为之经纪，异其章，别其表里；为之终始令各有形，先立针经，愿闻其情。

岐伯答曰：臣请推而次之令有纲纪，始于一，终于九焉。请言其道。小针之要，易陈而难入，粗守形，工守神，神乎神，客在门，未睹其疾，恶知其原。刺之微在速迟，粗守关，上守机，机之动，不离其空，空中之机，清静而微，其来不可逢，其往不可追，知机之道者，不可挂以发，不知机道，叩之不发，知其往来，要与之期，粗之暗乎，妙哉工独有之。往者为逆，来者为顺，明知逆顺，正行无问，逆而夺之，恶得无虚，追而济之，恶得无实，迎之随之，以意和之，针道毕矣。

【译文】

黄帝问岐伯说："我把百姓视为自己的子女，养育他们，并向他们征收租税。我哀怜那些生活尚难自给、还不时为疾病所苦的人。我想不采用服药物和砭石的治法，而是用微小的针，以疏通经脉，调理气血，增强经脉气血的逆顺出入来治疗疾病。要想使这种疗法在后世代代相传，必须明确提出针刺的使用法则，要想它永不失传，便于运用而又不会被忘掉，就必须使其有

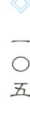

纲有纪，分出不同的篇章，区别表里，以明确气血周而复始地循环于人身的规律。要把各种针具的形状及相应的用途加以说明。我认为应首先制订针经。我想听您说说这方面的情况。

岐伯答道：让我按次序，从小针开始，直到九针，说说其中的道理。小针治病，容易掌握，但要达到精妙的地步却很困难。一般医术粗浅的医生，只是拘泥于观察病人的形体，高明的医生则能根据病情的变化来加以针治。神奇啊！气血沿着经脉运行，出入有一定的门户，病邪也可从这些门户侵入体内。没有认清疾病，怎么能了解产生疾病的原因呢？针刺的奥妙，在于针刺的快慢。医生仅仅死守四肢关节附近的固定穴位，而针治高手却能观察精神活动和气血盛衰的变化，经气的运行，离不开腧穴，腧穴里蕴含的玄机，是极其精密微妙的。当邪气充盛时，不可迎合邪气而用补的方法，当邪气衰减时，不能再用泻法去追泻邪气。懂得气机变化的机要而施治的，不会有毫发的差失，不懂得气机变化道理的，就如扣弦上的箭，不能及时准确地射出一样。所以必须掌握经气的往来运行变化，才能把握住针刺的正确时间。劣医对此昏昧无知，只有名医才能体察它的奥妙。至于气的逆顺，气已去的，脉气虚而小，为逆；气已来的，脉气平而和，为顺，明白了逆顺之理，就可以大胆针刺而不必犹豫不决了。正气已虚，反用泄法，怎么会不虚呢？邪气正盛，反用补法，怎么会不实呢？迎着邪气，而用泻法随着邪气的消逝再用补法，都应当在用心体察气机变化后，再灵活运用才能调和虚实，针刺之道也就是这样了。

【提要】

本节主要讲针刺的要领。

【原文】

凡用针者，虚则实之，满则泄之，死陈则除之，邪胜则虚之。大要曰：徐而疾则实，疾而徐则虚。言实与虚，若有若无，察后与先，若存若亡，为虚与实，若得若失。虚实之要，九针最妙，补泻之时，以针为之。

泻曰：必持内之，放而出之，排阳得针，邪气得泄。按而引针，是谓内温，血不得散，气不得出也。补曰随之，随之，意若妄之，若行若按，如蚊虻止，如留如还，去如弦绝，令左属右，其气故止，外门已闭，中气乃实，必无留血，急取诛之。持针之道，坚者为宝，正指直刺，无针左右，神在秋毫，属意病者，审视血脉，刺之无殆。方刺之时，必在悬阳，及与两卫，神属勿去，知病存亡，血脉者，在腧横居，视之独澄，切之独坚。

【译文】

一般在针刺时，正气虚弱则应用补法，邪气盛实则用泻法，气血瘀结的给予破除，邪气胜的采用泻法，使邪气外泄，由实而虚。《大要》说：进针慢而出针快并急按针孔的为补法，进针快而出针慢不按针孔的为泻法。这里所说的补和泻，应为似有感觉又好像没有感觉；考察气的先至与后至，给予相应的治疗。无论是用补法还是用泻法，都要使患者感到用补法好像得到什么，用泻法好像失去什么似的。

调和虚实的主要方法，以运用九种不同的针具和手法最为理想。补或泻都可用针刺实现。所谓泻法，指的是要很快持针刺入，得气后，摇大针孔，转而出针，这样做主要是好在属阳的体表部位通过针刺打开条出路，以泄去邪气。如果出针时按住针孔，就会使邪气闭于内，血气不得疏散，邪气也出不来！所谓补法，主要是随着经气将去的方向而进针，仿佛若无其事，行针导气，按穴下针时的感觉，就像蚊虫叮在皮肤上。针入皮肤的时候，仿佛一个细小的蚊子停留在皮肤上，出针时，要急速如离弦之箭，右手出针时，左手应当随即按住针孔，借以阻止中气外出，针孔已闭，中气仍然会充实，也不会有瘀血停留，若有瘀血，应及时除去。

持针的方法，以坚握而有力最为可贵。对准腧穴，端正直刺，针体不可偏左偏右。持针者精神要集中到针端，并留意观察病人。同时仔细观察血脉的走向，并且进针时避开它，就不会发生危险了。将要针刺的时候，要注意病人的双目和面部神色的变化，并细心观察病人血脉的虚实，对此不可稍有疏忽。如血脉横布在腧穴周围，看起来很清楚，用手法按切也感到坚实。

本神篇第八

【提要】

本节论述了神的概念、产生，人的思维过程，针刺本于神的原理。

【原文】

黄帝问于岐伯曰：凡刺之法，先必本于神。血、脉、营、气、精（神），此五脏之所藏也，至其淫泆，离藏则精失、魂魄飞扬、志意恍乱、智虑去身者，何因而然乎？天之罪与？人之过乎？何谓德气生精、神、魂、魄、心、意、志、思、智、虑？请问其故。

岐伯答曰：天之在我者德也，地之在我者气也，德流气薄而生者也。故生之来谓之精，两精相搏谓之神，随神往来者谓之魂，并精而出入者谓之魄，所以任物者谓之心，心有所忆谓之意，意之所存谓之志，因志而存变谓之思，因思而远慕谓之虑，因虑而处物谓之智。

故智者之养生也，必须四时而适寒暑，和喜怒而安居处，节阴阳而调刚柔。如是则僻邪不至，长生久视。

【译文】

黄帝向岐伯问道：针刺的法则，必须先以病人的精神活动情况作为依据。因为血、脉、营、气、精，都贮存在五脏之中。如果过度放纵七情，它们就会离开贮藏之脏，五脏的精气就会散失，魂魄飞扬、志意烦乱，本身失去思想，这是什么原因呢？是自然的病态呢，还是人为的过失呢？为什么说德气能够产生精、神、魂、魄、心、意、志、思、智、虑？希望听听其中的道理。

岐伯回答说：天所赋予我们的是德，地所赋予我们的是气，天德地气交流，阴阳结合就生成了人。因此，演化成人体的原始物质叫作精，阴阳两精结合而产生的生命活力叫作神，随着神的往来活动而出现的知觉机能叫作魂，跟精气一起出入而产生的运动机能叫作魄，主宰生命活动、使人主动去认识事物的主观意识叫作心，心对外来事物有所记忆而留下的印象叫作意，意念积累而形成的认识叫作志，根据认识而研究事物的变化叫作思，由思考而产生远的推想叫作虑，依靠思虑能抓住事物发展规律处理得当叫作智。所以，明智之人的养生方法，必定顺应四时寒暑气候的变化，不过分喜，不过分悲，使起居有常，节制阴阳之偏而调谐刚柔，像这样，才不致被虚邪贼风所侵袭，能够长生不老。

【提要】

本节论述情志失调伤神伤脏的病证。

【原文】

是故怵惕思虑者则伤神，神伤则恐惧流淫而不止。因悲哀动中者，竭绝而失生。喜乐者，神惮散而不藏。愁忧者，气闭塞而不行。盛怒者，迷惑而不治。恐惧者，神荡惮而不收。

心怵惕思虑则伤神，神伤则恐惧自失，破䐃脱肉，毛悴色夭，死于冬。

脾愁忧而不解则伤意，意伤则悗乱，四肢不举，毛悴色夭，死于春。

肝悲哀动中则伤魂，魂伤则狂忘不精，不精则不正当人，阴缩而挛筋，两胁骨不举，毛悴色夭，死于秋。

肺喜乐无极则伤魄，魄伤则狂，狂者意不存，[其]人皮革焦，毛悴色夭，死于夏。肾盛怒而不止则伤志，志伤则喜忘其前言，腰脊不可以俯仰屈伸，毛悴色夭，死于季夏。

恐惧而不解则伤精，精伤则骨酸痿厥，精时自下。是故五脏，主藏精者也，不可伤，伤则失守而阴虚，阴虚则无气，无气则死矣。是故用针者，察观病人之态，以知精神魂魄之存亡得失之意，五者以伤，针不可以治之也。

【译文】

所以过度的惊恐思虑，会使神气受损，伤了神气会使阴气流失而不能固摄。悲哀过度的，会气绝而丧命。喜乐过度的，会气散而不能收藏。忧愁过度的，会使上焦的气机闭塞而不能顺利通畅。过分的恼怒，会使神志昏迷，失去常态。过度的恐惧，精神就会动荡而精气不能得到收敛。

过度的惊恐思虑，会伤神气，神伤就会恐惧，久而久之，自己将不能自主，就会出现肌肉脱消，皮毛憔悴，颜色异常，在冬季就要死亡。过度地忧愁而得不到解除，就会伤意，意伤就会相继出现苦闷烦乱，四肢无力，行动困难，皮毛憔悴，颜色枯槁等症状，当春季来临的时候人就会死亡。过度的悲哀影响到内脏，就会伤魂，魂伤会出现精神紊乱，肝脏也会失去藏血功能，阴器收缩，筋脉拘挛，两胁骨痛，毛发憔悴，颜色枯槁，秋季来临之时，人就会死亡。过度地喜乐就会伤魄，魄伤就会神乱发狂，发狂的人意识丧失，旁若无人，其人皮肤枯焦，毛发憔悴，颜色异常，人就会死于夏季。大怒不止会伤志，志伤则使人记忆力衰退，时常忘记自己曾说过的话，腰脊不能俯仰屈伸，毛发憔悴，颜色异常，病人一定死于季夏（即夏末之月的六月）。过度的恐惧而解除不了，就会伤精，精伤就会发生骨节酸楚和阳痿，常有遗精现象。因此，五脏是主藏精气的，精气不可被损伤，如果受到损伤精气就会失守而形成阴虚，阴虚就不能气化，没有阳气及其气化作用，就不能吸收和传输营养，人就不能生存了。所以使用针刺的人，首先要观察病人的形态，从而对他的精、神、魂、魄等精神活动的旺盛或衰亡作进一步了解，假若五脏的精气都受到损伤，针刺就不能治疗了。

【提要】

本节论述了五脏与神的生理关系和五脏虚实征候。

【原文】

　　　　　肝藏血，血舍魂，肝气虚则恐，实则怒。脾藏营，营舍意，脾气虚则四肢不用，五脏不安，实则腹胀经溲不利。心藏脉，脉舍神，心气虚则悲，实则笑不休。

肺藏气，气舍魄，肺气虚则鼻塞不利少气，实则喘喝，胸盈仰息。肾藏精，精舍志，肾气虚则厥，实则胀，五脏不安。必审五脏之病形，以知其气之虚实，谨而调之也。

【译文】

　　肝是藏血的器官，代表精神意识的魂就寄附在肝血之中，肝气虚就会产生恐惧，肝气盛人就容易发怒。脾是藏营气的器官，意又是依附于营气的，脾气虚就会使四肢活动不灵，五脏也不安和，脾气过实就会发生腹胀、月经及大小便不利。心是藏脉气的器官，神则依附于脉，心气虚的人情绪就悲伤，心气太盛人就会狂笑不止。肺是藏气的器官，魄是依附于气的，肺气虚就会发生鼻塞、呼吸不利，气短，肺气太实就会发生大喘、胸满、仰面呼吸。肾是藏精的器官，人的意志是依附于精气的，肾气虚就会四肢发冷，肾气太盛就会有胀满、五脏不能正常工作。因此，五脏如果患病，在进行治疗时一定要审察其病形，了解元气的虚实，然后才能慎重地加以调治。

经脉篇第十

【提要】

　　本节论述了经络的作用及其重要性。

【原文】

　　黄帝曰：人始生，先成精，精成而脑髓生，骨为干，脉为营，筋为刚，肉为墙，皮肤坚而毛发长，谷入于胃，脉道以通，血气乃行。

雷公曰：愿卒闻经脉之始生。

黄帝曰：经脉者，所以能决死生，处百病，调虚实，不可不通。

【译文】

黄帝说：人在开始孕育的时候，首先，父母的阴阳之气会合之后形成精，精形成之后再生成脑髓，然后才逐渐形成人体。其间以骨骼为支柱，以经脉为营藏气血的住所，坚劲刚强的筋如绳索一样，约束着骨骼，而肌肉则像墙壁，保护着脏腑、筋、血脉，等到皮肤变得坚韧，毛发已经长出，人体就形成了。人出生以后，将五谷等吸入胃中，通过奥妙精微的运化滋生过程，使脉道得以贯通，气血得以运行，生命得以维持。

雷公说：我想全面了解经脉的起始，经脉运行发生的情况。

黄帝说：经脉十分重要，通过它可以诊断人的死生，处理百病，调养身体的虚实。医生对经络的循行情况不能不通晓。

【提要】

本节论述手太阴肺经的循行及其主病。

【原文】

肺手太阴之脉，起于中焦，下络大肠，还循胃口，上膈属肺，从肺系横出腋下，下循臑内，行少阴心主之前，下肘中，循臂内上骨下廉，入寸口，上鱼，循鱼际，出大指之端；其支者，从腕后直出次指内廉，出其端。是动则病肺胀满，膨膨而喘咳，缺盆中痛，甚则交两手而瞀，此为臂厥。是主肺所生病者，咳，上气喘渴，烦心胸满，臑臂内前廉痛厥，掌中热。气盛有余，则肩背痛，风寒，汗出中风，小便数而欠。气虚则肩背痛寒，少气不足以息，溺色变。为此诸病，盛则泻之，虚则补之，热则疾之，寒则留之，陷下则灸之，不盛不虚，以经取之。盛者寸口大三倍于人迎，虚者则寸口反小于人迎也。

【译文】

　　肺的经脉为手太阴经。起始点在中焦腹部,向下缠绕大肠,再返回循行到胃的上口,向上经过膈肌,到达进入肺脏,接着从气管横走出腋下,沿着上胳膊内侧下行,然后从手少阴经与手厥阴经的前面,向下到达肘关节内部,顺着前臂的内侧,经掌后高骨的下缘,进入寸口,前行至手鱼,并沿着其边缘,出于拇指尖端。它的一条支脉,从手腕后分出,沿着食指桡动脉的侧边到达指端,最后与手阳明大肠经相接。如果手太阴肺经之经气发生异常的变动,就会发生以下病变:肺部胀满、咳嗽气喘、缺盆内疼痛,因喘咳过剧,引起的两手抱胸、视线不清,这就是臂厥病。如果此经受病邪影响,就会导致咳嗽上气,喘促口渴,烦躁,胸部胀闷,臂臑部内侧前缘作痛,手厥冷而掌心发热。手太阴经气盛有余时,就会出现肩背痛、出汗,尿量小而频繁等症状。手太阴经气虚而不足,可引起肩背寒、气短、小便色变。以上病症,凡属实症的,当用泄法;凡属虚症的,应用补法;属热症的,用疾刺法;属寒症的,用留针法。阳气内衰而致脉道虚陷的,宜用灸法。既不是经气亢盛也不是经气衰弱的病症,就从本经取治。手太阴经气盛所致的病,诊脉时可发现寸口脉比人迎脉大三倍;若是手太阴经气虚引起的病症,则寸口脉反而小于人迎脉。

【提要】

　　本节论述手阳明大肠经的循行及其主病。

【原文】

　　大肠手阳明之脉,起于大指次指之端,循指上廉,出合谷两骨之间,上入两筋之中,循臂上廉,入肘外廉,上臑外前廉,上肩,出髃骨之前廉,上出于柱骨之会上,下入缺盆,络肺,下膈,属大肠;其支者,从缺盆上颈,贯颊,入下齿中,还出挟口,交人中,左之右,右之左,上挟鼻孔。是动则病齿痛颈肿。是主津液所生病者,目黄口干,鼽衄,喉痹,肩前臑痛,大指次指痛不用。气有余则当脉所过者热肿,虚则寒栗不复。为此诸病,盛则泻之,虚则补之,热则疾之,寒则留之,陷下则灸之,不盛不虚,以经取之。盛者人迎大三倍于寸口,虚者人迎反小于寸口也。

【译文】

　　大肠的经脉，为手阳明经。起始点在食指尖端，沿食指桡动脉侧的上缘，经过拇指、食指间的合谷穴，至腕上拇指后两筋中间的凹陷处，接着向上沿前臂的上缘至肘外侧，再沿上臂外侧前缘经过肩及肩峰前缘，再向后上走到脊柱骨上面与诸阳经会合于大椎穴。然后向下注入缺盆，联络于肺脏，向下穿过膈膜，最后入属大肠本腑。它的一条支脉，由缺盆经过颊部后，分成两脉进入下齿龈，再回转过来绕至上唇，交会于人中，然后左脉向右行，右脉向左行，向上到达鼻孔两侧，最后与足阳明胃经相接。如手阳明经受外邪侵犯，就会导致牙齿疼痛、颈部肿大等症状。由本腑津液不足引起疾病的症状为：眼睛发黄、口干、鼻塞流涕或出鼻血、咽喉肿痛、肩前及上臂作痛，食指疼痛而不能运动等。如手阳明经气盛有余，在它循行的部位上就会出现发热、肿胀的症状；如手阳明经气虚而不足，就会引起寒战，全身发冷。治疗以上病症，凡属实症的，应用泻下法；凡属虚症的，就用补益法。属热症的就用疾刺法，属寒症的用留针法。阳气内衰以致脉道虚陷不起的用灸法。对于既不属于经气亢盛，也不属于经气虚弱的病症，治疗应当从本经入手。由手阳明经引起的各种病症中，如人迎脉比寸口脉大三倍，就是实症；如人迎脉比寸口脉小，就是虚症。

【提要】

　　本节论述足阳明胃经的循行及主病。

【原文】

　　胃足阳明之脉，起于鼻之交頞中，旁纳太阳之脉，下循鼻外，入上齿中，还出挟口还唇，下交承浆，却循颐后下廉，出大迎，循颊车，上耳前，过客主人，循发际，至额颅；其支者，从大迎前下人迎，循喉咙，入缺盆，下膈，属胃，络脾；其直者，从缺盆下乳内廉，下挟脐，入气街中；其支者，起于胃口，下循腹里，下至气街中而合，以下髀关，抵伏兔，下膝膑中，下循胫外廉，下足跗，入中指内间；其支者，下廉三寸而别，下入中指外间；其支者，别跗上，入大指间，出其端。是动则病洒洒振寒，善呻数欠，颜黑，病至则恶人与火，闻木声则惕然而惊，心欲动，独闭户塞牖而处，甚则欲上高而歌，弃衣而走，贲响腹胀，是为骭厥。是主血所生病者，狂疟温淫汗出，鼽衄，口喎唇胗，颈肿喉痹，大腹水肿，膝膑肿痛，循膺、乳、气街、股、伏兔、骭外廉、足跗上皆痛，中指不用。气盛则身以前皆热，其有余于胃，则消谷善饥，溺色黄。气不足则身以前皆寒栗，胃中寒则胀满。为此诸病，盛则泻之，虚则补之，热则疾之，寒则留之，陷下则灸之，不盛不虚，以经取之。盛者人迎大三倍于寸口，虚者人迎反小于寸口也。

【译文】

胃的经脉，为足阳明经。起始点在鼻孔两旁（迎香穴），由此上行，左右相交于鼻根部，再向旁注入足太阳经，到达眼睛下面的睛明穴，接着向下沿鼻外侧，进入上齿龈内，并环绕口唇，向下交于承浆穴，然后退出向后沿腮的下方，出大迎穴，又沿颊车穴，上行至耳前，通过客主人穴，沿发际上行至额颅部。它的一条支脉，由大迎穴前面，向下至人迎穴，再沿喉咙进入缺盆，又继续向下经过膈膜，联接于胃腑，最后与脾脏相联络。另一条直行的经脉，由缺盆沿乳房内侧下行，再并行于肚脐两旁直至阴毛两侧的气街处。另一条支脉，起于胃的下口，下循腹里，至气街前与直行的经脉相合后再向下，经过大腿前方的髀关穴，至伏兔部，又下至膝盖，沿胫骨前外侧直至足背部，进入足的中趾内侧。另有一条支脉，由膝下三寸处分出后下行到足的中趾外侧；还有一条支脉，分别出于两足背面冲阳穴，又斜出于足厥阴经的外侧，再进入足的大拇趾，最后直出于大拇趾的尖端，与足太阴脾经相接。如足阳明经受外邪侵犯，就会导致以下病变：像被凉水淋洒一样地全身阵阵寒冷发抖、不停地伸腰打呵欠、额部无光泽，且病发时见到人和火光就会烦躁不安，害怕听到木器发出的声音，心跳不止，常常把自己封闭在屋内。严重时，就会登高而歌，裸身跑窜，并伴有腹胀肠鸣的症状，称为骭厥病。本腑所主的血若受病的侵入，所发生的病症有：发狂、温热过甚、汗出、鼻流清涕或出血、口角㖞斜、口唇生疮、脖子肿胀、咽喉疼痛、腹部肿胀、膝膑部肿痛，沿侧胸乳部、气街、大腿前缘、伏兔、足胫外侧、足背上都会感到疼痛，足中趾不能屈伸。足阳明经气盛所致的实症，表现为胸腹部发热，胃热盛则消化快而易于饥饿，小便色黄；足阳明经气衰时，表现为胸腹部寒冷，从而使胃受寒胀满。以上各种病症，属实症的应用泄下法，属虚症的当用补益法，属热症的就用疾刺法，属寒症的宜用留针法，阳气内衰以致脉道虚陷的就用灸法。至于既不属于经气亢盛也不属于经气虚弱的病症，就应根据本经而取治。由足阳明经引起的病症中，如人迎脉比寸口脉大三倍，说明为实症；若人迎脉比寸口脉小，就表明为虚症。

【提要】

本节论述足太阴脾经的循行和主病。

【原文】

脾足太阴之脉，起于大指之端，循指内侧白肉际，过核骨后，上内踝前廉，上踹内，循胫骨后，交出厥阴之前。上膝股内前廉，入腹属脾络胃，上膈，挟咽，连舌本，散舌下；其支者，复从胃，别上膈，注心中。是动则病舌本强，食则呕，胃脘痛，腹胀善噫，得后与气，则快然如衰，身体皆重。是主脾所生病者，舌本痛，体不能动摇，食不下，烦心，心下急痛，溏、瘕、泄、水闭，黄疸，不能卧，强立，股膝内肿厥，足大指不用。为此诸病，盛者泻之，虚则补之，热则疾之，寒则留之，陷下则灸之，不盛不虚，以经取之。盛者寸口大三倍于人迎，虚者寸口反小于人迎也。

【译文】

脾的经脉为足太阴经，起始点在足的大拇趾内侧的末梢，并沿着大拇趾内侧的赤白肉分界处，经过大拇趾根节后的核骨，上行至内踝前端，再上行至小腿肚，沿胫骨后缘，与足厥阴肝经相交叉后穿出，沿膝内侧和股内侧的前缘，直达腹内，进入脾脏，联络胃腑，然后向上穿过膈膜，在咽喉两侧并行而过，与舌根相连，散布于舌下；它的一条支脉，从胃分出，并上行通过胸膈，注入心脏，与手少阴心经相接。足太阴脾经之经气发生异常的变动，会发生以下病变：舌根强硬、食后呕吐、胃脘疼痛、腹内发胀、嗳气频繁，排除大便或矢气之后，会稍感轻松，但全身仍很沉重。本经所主的脾脏发生病变后表现的症状有：舌根痛、身体沉重不能转动、饮食不下、心烦不安、胸部掣引作痛、大便溏泻，或下痢，或大小便闭塞不通、脸色、眼睛及全身泛黄、不能安卧、勉强站立时，大腿膝盖内侧的经脉肿胀而厥冷，且足的大拇趾不能动弹。治疗以上病症，属实症的应用泻下法，属虚症的当用补益法，属热症的须用疾刺法，属寒症的宜用留针法，而阳气内衰以致脉道虚陷的用灸法。至于既不属于经气亢盛也不属于经气虚弱的病症，要通过本经所属的腧穴加以治疗。由足太阴经所导致的病症中，如寸口脉比人迎脉大三倍，就说明为实症；如寸口脉比人迎脉小，就表明为虚症。

【提要】

本节论述手少阴心经的循行和主病。

【原文】

心手少阴之脉，起于心中，出属心系，下膈络小肠；其支者，从心系上挟咽，系目系，其直者，复从心系却上肺，下出腋下，下循臑内后廉，行太阴心主之后，下肘内，循臂内后廉，抵掌后锐骨之端，入掌内后廉，循小指之内出其端。是动则病嗌干心痛，渴而欲饮，是为臂厥。是主心所生病者，目黄胁痛，臑臂内后廉痛厥，掌中热痛。为此诸病，盛则泻之，虚则补之，热则疾之，寒则留之，陷下则灸之，不盛不虚，以经取之，盛者寸口大再倍于人迎，虚者寸口反小于人迎也。

【译文】

心的经脉，为手少阴经，起始点在心脏，由心的脉络出发，并向下通过膈膜，与小肠相连接。它的一条支脉，由心系的脉络向上，并行于咽喉两侧，到达眼珠与脑的脉络相连；另有一条直行的经脉，从心脏的脉络向上入肺，再由肺横出于腋下，沿上臂内侧的后缘，至手太阴肺经和手厥阴心包络经的后面，并下行到肘内，再循前臂内侧的后缘，直达掌后小拇指侧高骨的尖端，进入手心后侧，然后沿小拇指内侧到达手指末端，与手太阳小肠经相接。如手少阴经之经气发生异常的变动，就会导致以下病变：喉咙干燥、心痛、口渴难忍，并有臂厥症。此经所主的心脏病变后表现的症状为：眼睛发黄、胁肋作痛、上臂和前臂内侧的后缘疼痛厥冷、掌心发热并且疼痛。治疗以上病症，属实症的应用泄下法，属虚症的当用补益法，属热症的须用疾刺法，属寒症的宜用留针法，阳气内衰以致脉道虚陷的就用灸法。至于既不属于经气亢盛也不属于经气虚弱的病症，要通过本经所属的腧穴加以治疗。由手少阴经受邪引起的各种病症中，如寸口脉比人迎脉大两倍的，就说明为实症；如寸口脉反比人迎脉小，就表明为虚症。

【提要】

本节论述了手太阳小肠经的循行和主病。

【原文】

小肠手太阳之脉，起于小指之端，循手外侧上腕，出踝中，直上循臂骨下廉，出肘内侧两筋之间，上循臑外后廉，出肩解，绕肩胛，交肩上，入缺盆，络心，循咽下膈，抵胃属小肠；其支者，从缺盆循颈上颊，至目锐眦，却入耳中；其支者，别颊上䪼抵鼻，至目内眦，斜络于颧。是动则病咽痛颔肿，不可以顾，肩似拔，臑似折。是主液所生病者，耳聋目黄颊肿，颈颔肩臑肘臂外后廉痛。为此诸病，盛则泻之，虚则补之，热则疾之，寒则留之，陷下则灸之，不盛不虚，以经取之。盛者人迎大再倍于寸口，虚者人迎反小于寸口也。

【译文】

小肠的经脉，为手太阳经，起始点在手小拇指的尖端，沿着手的外侧，进入腕部，从小拇指侧的高骨出来，再直上沿前臂骨下缘，从肘后内侧两筋的中间穿出，又沿上臂外侧后缘，出肩后骨缝，绕行于肩胛之后，相交于两肩之上，注入缺盆，并与心脏相连，然后沿咽喉向下穿过横膈膜，到达胃部，最后由胃下行进入小肠；它的一条支脉，由缺盆沿头颈上抵面颊，至眼外角，再回入耳内；另有一条支脉，由颊部引入眼眶下而至鼻部，再至眼内角，然后斜行络于颧骨部。小肠经之经气发生异常的变动会发生以下病变：喉咙痛，颔部肿，脖颈僵直，肩痛如裂，臂痛如断。手太阳小肠经上的腧穴主小肠所发生的病症为：耳聋、眼睛发黄、颊肿、颈、肩、肘臂等部位的外侧后缘疼痛。治疗以上病症，属实症的应用泻下法，属虚症的当用补益法，属热症的须用疾刺法，属寒症的宜用留针法，阳气内衰以致脉道虚陷的用灸法。至于既不属于经气亢盛也不属于经气虚弱的病症，要通过本经所属的腧穴加以治疗。由手太阳经受邪所致的病症中，如人迎脉比寸口脉大两倍，就说明为实症；如人迎脉比寸口脉小，就表明为虚症。

【提要】

本节论述了足太阳膀胱经的循行和主病。

【原文】

膀胱足太阳之脉，起于目内眦，上额，交巅；其支者，从巅至耳上角；其直者，从巅入络脑，还出别下项，循肩髆内，挟脊，抵腰中，入循膂，络肾，属膀胱；其支者，从腰中下挟脊，贯臀，入腘中；其支者，从髆内左右，别下，贯胛，挟脊内，过髀枢，循髀外，从后廉，下合腘中，以下贯踹内，出外踝之后，循京骨，至小指外侧。是动则病冲头痛，目似脱，项如拔，脊痛，腰似折，髀不可以曲，腘如结，踹如裂，是为踝厥。是主筋所生病者，痔疟狂癫疾，头囟项痛，目黄，泪出，鼽衄，项背腰尻腘踹脚皆痛，小指不用。为此诸病，盛则泻之，虚则补之，热则疾之，寒则留之，陷下则灸之，不盛不虚，以经取之。盛者人迎大再倍于寸口，虚者人迎反小于寸口也。

【译文】

　　膀胱的经脉，为足太阳经，起于眼的内角，向上经过额部，会合于头顶；它的一条支脉，由头顶到达耳上角；它的直行经脉，由头顶入内连于脑，环绕一圈后复出，向下行通过，沿肩膊内侧，夹行于脊柱，直达腰部，再沿脊肉深入，联系肾脏，最后入属膀胱。另有一条支脉，由腰部挟脊柱外侧下行，贯穿臀部，直入膝腘窝中；又有一条支脉，从左右肩膊的内侧，向下通过肩胛挟脊柱，经过髀枢部，沿大腿外侧的后缘，继续向下行并合于膝弯内，然后通过小腿肚，从外踝骨后方穿出，沿着京骨，到达小趾外侧的尖端，与足少阴肾经相接。足太阳膀胱经之经气发生异常的变动，会发生以下病变：气上冲而使头痛，眼球疼痛如同要脱落，颈项强直，脊柱疼痛，腰痛好像要折断，大腿拘紧，膝腘部麻木，小腿肚疼痛欲裂，称为踝厥病。本腑所主的筋所发生的病症为：痔疮、疟疾、狂病、癫病、头颅和颈项疼痛，眼睛发黄、流泪、鼻流清涕或鼻出血，项、背、腰、尻、腘、脚等部位疼痛，足的小拇趾僵直。以上病症，属实症的应用泻下法，属虚症的当用补益法，属热症的须用疾刺法，属寒症的宜用留针法，阳气内衰以致脉道虚陷的就用灸法。至于既不属于经气亢盛也不属于经气虚弱的病症，要通过本经所属的腧穴加以治疗。本经的实症表现为人迎脉比寸口脉大二倍，其虚症为人迎脉比寸口脉小。

【提要】

　　本节论述足少阴肾经的循行和主病。

【原文】

　　　　肾足少阴之脉，起于小指之下，邪走足心，出于然谷之下，循内踝之后，别入跟中，以上踹内，出腘内廉，上股内后廉，贯脊，属肾，络膀胱；其直者，从肾上贯肝膈，入肺中，循喉咙，挟舌本；其支者，从肺出络心，注胸中。是动则病饥不欲食，面如漆柴，咳唾则有血，喝喝而喘，坐而欲起，目䀮䀮如无所见，心如悬若饥状，气不足则善恐，心惕惕如人将捕之，是为骨厥。是主肾所生病者，口热舌干，咽肿上气，嗌干及痛，烦心心痛，黄疸，肠澼，脊股内后廉痛，痿厥嗜卧，足下热而痛。为此诸病，盛则泻之，虚则补之，热则疾之，寒则留之，陷下则灸之，不盛不虚，以经取之。灸则强食生肉，缓带，披发，大杖，重履而步。盛者寸口大再倍于人迎，虚者寸口反小于人迎也。

【译文】

　　肾的经脉，为足少阴经，起始点在脚的小拇趾下，斜向而于足心，从内踝前大骨的然谷穴穿出，并沿着内踝骨的后方，向下而行，进入足跟，再上至小腿肚内侧，出于腘窝内侧，然后继续上行，经过股部内侧的后缘，贯穿脊柱，进入肾脏，与膀胱相连接。其直行的经脉，再由肾脏向上，经过肝和横膈膜，进入肺部，又上行并沿着喉咙归结于舌根；它的支脉，由肺而出，连接心脏，再进入胸中，与手厥阴心包经相联接。足少阴肾经之经气发生异常的变动，会发生的病变有：感觉饥饿但不想进食，面色憔悴、暗滞如漆柴，痰中带血，喘息有声，不能平卧，坐立不安，目视模糊，忐忑不安，腹鸣如鼓，气虚易恐，心跳惊悸如人来逮捕他似的，称为骨厥病。本经脉所主的肾脏所发生的症状为：口热、舌干、咽部肿胀，气上逆，喉咙干燥作痛，心烦、心痛、黄疸、下痢，脊股内侧后疼痛，足痿软而厥冷，神疲而嗜卧，足心发热疼痛。治疗以上病症，属实症的就用泄下法，属虚症的应用补益法，属热症的当用疾刺法，属寒症的须用留针法，阳气内衰以致脉道虚陷的宜用灸法。既不属于经气亢盛也不属于经气虚弱的病症，要通过本经所属的腧穴加以治疗。用灸法可增强食欲，促进肌肉生长，强身健体。散披着头发，扶着粗大的拐杖，足穿重履，缓步而行。凡由本经引起的实症，把脉时可知寸口脉比人迎脉大两倍；如寸口脉比人迎脉小，就表明为虚症。

【提要】

　　本节论述手厥阴经心包络经的循行和主病。

【原文】

　　　　心主手厥阴心包络之脉，起于胸中，出属心包络，下膈，历络三焦，其支者，循胸出胁，下腋三寸，上抵腋，下循臑内，行太阴少阴之间，入肘中，下臂，行两筋之间，入掌中，循中指出其端；其支者，别掌中，循小指次指出其端。是动则病手心热，臂肘挛急，腋肿，甚则胸胁支满，心中憺憺大动，面赤目黄，喜笑不休。是主脉所生病者，烦心心痛，掌中热。为此诸病，盛则泻之，虚则补之，热则疾之，寒则留之，陷下则灸之，不盛不虚，以经取之。盛者寸口大一倍于人迎，虚者寸口反小于人迎也。

【译文】

心包的经脉，为手厥阴心包经，起始点在胸中，出属于心包络，再下行穿过膈膜，依次联络上、中、下三焦；它的支脉，从胸中横出于胁下，再从腋缝下三寸处向上行到腋窝，又沿着上臂内侧下行于手太阴经与手少阴经的中间，进入肘中，然后沿前臂两筋之间下行，直入掌中，经过中指到达手指末端。它的另一条支脉，从掌内分出，沿无名指直达指端，与手少阳三焦经相接。手厥阴心包络经之经气发生异常变动，会发生以下病变：掌心发热，臂肘关节拘挛，腋下肿胀，甚至胸胁满闷，忐忑不安，面色发红、眼睛发黄、喜笑不止等。本经所主的脉发生病变后可出现心烦、心痛、掌心发热的症状。治疗以上病症，属实症的应用泻下法，属虚症的当用补益法，属热症的须用疾刺法，属寒症的宜用留针法，阳气内衰以致脉道虚陷的就用灸法。而既不属于经气亢盛也不属于经气虚弱的病症，要通过本经所属的腧穴加以治疗。由本经导致的实症表现为寸口脉比人迎脉大一倍，而其所致的虚症，则寸口脉比人迎脉小。

【提要】

本节论述手少阳三焦经的循行和主病。

【原文】

三焦手少阳之脉，起于小指次指之端，上出两指之间，循手表腕，出臂外两骨之间，上贯肘，循臑外，上肩，而交出足少阳之后，入缺盆，布膻中，散落心包，下膈，循属三焦；其支者，从膻中上出缺盆，上项，系耳后直上，出耳上角，以屈下颊至䪼；其支者，从耳后入耳中，出走耳前，过客主人前，交颊，至目锐眦。是动则病，耳聋浑浑焞焞，嗌肿喉痹。是主气所生病者，汗出，目锐眦痛，颊痛，耳后肩臑肘臂外皆痛，小指次指不用。为此诸病，盛则泻之，虚则补之，热则疾之，寒则留之，陷下则灸之，不盛不虚，以经取之。盛者人迎大一倍于寸口，虚者人迎反小于寸口也。

【译文】

　　三焦的经脉，为手少阳经，起点在无名指的手指末端，向上走行并从小指与无名指的中间穿出，再沿着手背到达腕部，从前臂外侧两骨的中间穿出，再向上穿过肘，沿上臂外侧至肩部，再从足少阳胆经后相交穿出，注入缺盆，然后向下分布在两乳之间的膻中，散布络于心包络，又向下经过膈膜，依次会属于上、中、下三焦；它的支脉，又从膻中上行而出于缺盆，过颈项，连接耳后，直出于耳上角，然后屈而下行，环绕于脸颊，到达眼眶下面；它的另一条支脉，由耳后进入耳中，再行出耳前，经过客主人穴的前方，与前一条支脉于面颊相会合，再行至眼外角，与足少阳胆经相接。手少阳三焦经之经气发生异常的变动，发生的病变有：耳聋，失聪，喉咙肿痛，喉痹。本经所主的气发生的病症有：汗出，眼外角痛，脸颊疼，耳后、肩、臑、肘、臂的外缘等疼痛，无名指拘挛。以上病症，属实症的就用泄下法，属虚症的应用补益法，属热症的当用疾刺法，属寒症的须用留针法，阳气内衰以致脉道虚陷的宜用灸法。而既不属于经气亢盛也不属于经气虚弱的病症，要通过本经所属的腧穴加以治疗。由本经所致的各种病症中，如人迎脉比寸口脉大一倍，就为实症；如人迎脉比寸口脉小，就表明为虚症。

【提要】

　　本节论述足少阳胆经的循行和主病。

【原文】

　　　　胆足少阳之脉，起于目锐眦，上抵头角，下耳后循颈行手少阳之前，至肩上，却交出手少阳之后，入缺盆；其支者，从耳后入耳中，出走耳前，至目锐眦后；其支者，别锐眦，下大迎，合于手少阳，抵于顿，下加颊车，下颈合缺盆以下胸中，贯膈络肝属胆，循胁里，也气街，绕毛际，横入髀厌中；其直者，从缺盆下腋，循胸过季胁，下合髀厌中，以下循髀阳，出膝外廉，下外辅骨入前，直下抵绝骨之端，下出外踝之前，循足跗上，入小指次指之间，其支者，别跗上，入大指之间，循大指歧骨内出其端，还贯爪甲，出三毛。是动则病口苦，善太息，心胁痛不能转侧，甚则面微有尘，体无膏泽，足外反热，是为阳厥。是主骨所生病者，头痛，颔痛，目锐眦痛，缺盆中肿痛，腋下肿，马刀侠瘿，汗出振寒，疟，胸胁肋髀膝外至胫绝骨外踝前及诸节皆痛，小指次指不用。为此诸病，盛则泻之，虚则补之，热则疾之，寒则留之，陷下则灸之，不盛不虚，以经取之。盛者人迎大一倍于寸口，虚者人迎反小于寸口也。

【译文】

  胆的经脉，为足少阳经，起始于眼下角，上至额角，再向下绕到耳后，沿着颈部，行于手少阳三焦经的前面，至肩上，又交叉行至手少阳三焦经的后面，而进入缺盆；它的支脉，由耳后进入耳内，再回出行向耳前，到达眼外角的后方；它的另一条支脉，由眼外角分出，向下行至大迎穴附近，与手少阳三焦经汇合，至眼眶下部，再由颊车下颈与前一支脉会合在缺盆，然后下行至胸中，通过膈膜联络肝脏，进入胆腑，并沿着胁里，向下由小腹两侧的气街发出，绕过阴毛边缘，横向进入环跳部；它的直行经脉，由缺盆向下到达腋部，沿胸部经过季胁，与前一条支脉会合于环跳部，再向下沿髀关节的外侧，至膝外侧后，下行于腓骨之前，然后直至外踝上骨的凹陷处，从外踝前边出来，又沿着足背，进入足小拇趾与无名趾的中间；它的另一条支脉，由足背行走向足的大拇趾间，沿大拇趾和食趾侧的骨缝之中至大拇趾端，再回转行穿爪甲出于三毛与足厥阴肝经相接。足少阳胆经之经气发生异常的变动，会发生以下病变：口苦，时常叹气，胸胁部有疼痛感，身体僵直，甚至面色灰暗，皮肤枯槁，足外侧发热，称为阳厥。本经所主的骨发生的病症有：额角、下颌、眼外角痛，缺盆中肿痛，腋下肿胀，腋下或脖子旁生长瘰疬，经常出汗，寒战，疟疾；沿经脉所过的胸、胁、髀、膝等外侧，直到胫骨、绝骨、外踝前以及诸关节都有疼痛产生，足无名趾拘紧。治疗以上病症，属实症的应用泻下法，属虚症的当用补益法，属热症的须用疾刺法，属寒症的宜用留针法，阳气内衰以致脉道虚陷的应用灸法，至于既不属于经气亢盛也不属于经气虚弱的病症，要通过本经所属的腧穴加以治疗。本经引起的实症，表现在人迎脉比寸口脉大一倍；本经的虚症，则表现在人迎脉反比寸口脉小。

【提要】

本节论述足厥阴肝经的循行和主病。

【原文】

肝足厥阴之脉，起于大指丛毛之际，上循足跗上廉，去内踝一寸，上踝八寸，交出太阴之后，上腘内廉，循股阴，入毛中，过阴器，抵小腹，挟胃属肝络胆，上贯膈，布胁肋，循喉咙之后，上入颃颡，连目系，上出额，与督脉会于巅；其支者，从目系下颊里，环唇内；其支者，复从肝别贯膈，上注肺。是动则病腰痛不可俯仰，丈夫癀疝，妇人少腹肿，甚则咽干，面尘脱色。是主肝所生病者，胸满呕逆飧泄，狐疝遗溺闭癃。为此诸病，盛则泻之，虚则补之，热则疾之，寒则留之，陷下则灸之，不盛不虚，以经取之。盛者寸口大一倍于人迎，虚者寸口反小于人迎也。

【译文】

肝的经脉，为足厥阴经，起始点在脚的大拇趾丛毛的边缘，向上沿着足背，到达内踝前一寸处，再至踝骨上八寸处，于足太阴脾经的后方交叉，再向上到膝弯内缘，又沿大腿的内侧，进入阴毛中，环绕阴器后上至小腹，夹行于胃的两旁，进入肝脏，并与胆相连，然后向上穿过膈膜，散布于胁肋部，沿喉咙的后侧，进入喉咙的上孔，同眼球深处的脉络相联系，与督脉会合于头顶中央；它的支脉，由眼球深处的脉络，向下行于颊部内侧，环绕于口唇内；它的另一条支脉，由肝脏出来，通过膈膜，注入胸中，与手太阴肺经相接。足厥阴肝经之经气发生异常的变动会发生以下病变：腹痛，身体僵硬，男子阴囊肿大，妇女小腹肿胀，甚至咽喉发干，面色灰暗，皮肤枯槁无光泽等。本经所主的肝脏易发生的病变有：胸中满闷，呕吐气逆，腹泻，消化不良，狐疝，遗尿或小便不通等。治疗以上病症，属实症的应用泄下法，属虚症的当用补益法，属热症的须用疾刺法，属寒症的须用留针法，而既不属于经气亢盛也不属于经气虚弱的病症，要通过本经所属的腧穴加以治疗。本经所致的实症，表现在寸口脉比人迎脉大一倍；本经引起的虚症，则表现在寸口脉比人迎脉小。

【提要】

本节论述了经脉与络脉的区别和联系。

【原文】

经脉十二者，伏行分肉之间，深而不见；其常见者，足太阴过于外踝之上，无所隐故也。诸脉之浮而常见者，皆络脉也。六经络手阳明少阳之大络，起于五指间，上合肘中。饮酒者，卫气先行皮肤，先充络脉，络脉先盛，故卫气已平，营气乃满，而经脉大盛。脉之卒然动者，皆邪气居之，留于本末；不动则热，不坚则陷且空，不与众同，是以知其何脉之动也。

雷公曰：何以知经脉之与络脉异也？

黄帝曰：经脉者常不可见也，其虚实也以气口知之，脉之见者皆络脉也。

雷公曰：细子无以明其然也。

黄帝曰：诸络脉皆不能经大节之间，必行绝道而出，入复合于皮中，其会皆见于外。故诸刺络脉者，必刺其结上，甚血者虽无结，急取之，以泻其邪而出其血，留之发为痹也。凡诊络脉，脉色青则寒且痛，赤则有热。胃中寒，手鱼之络多青矣；胃中有热，鱼际络赤；其暴黑者，留久痹也；其有赤有黑有青者，寒热气也；其青短者，少气也。凡刺寒热者皆多血络，必间日而一取之，血尽而止，乃调其虚实；其小而短者少气，甚者泻之则闷，闷甚则仆，不得言，闷则急坐之也。

【译文】

十二经脉，隐伏在体内，通行于骨肉之间，其位置较深而不能在体表看到。其平时可以见到的，只是足太阴脾经在经过内踝之上时，无所隐蔽的缘故。凡是浮露在浅表而经常可以见到的，都是络脉。在手足六经的络脉中，手阳明大肠经，手少阳三焦经的大络，分别起于手的五指之间，向上最终会合肘中。饮酒的人，其酒气随着卫气行于皮肤，先充溢浅表的络脉，使络脉满盛，而卫气满盛后，营气也会满盛，那么经脉就很充盛了。如人的经脉突然充盛，发生异常变化，就表明有邪气留在经脉之中；若邪气留在脉中，聚而不动，就转化为热；如络脉不坚实，就说明邪气已深深侵入经脉，并且经气已经空虚衰竭了，因此我们也就可以知道是哪条经脉受邪而发生异常了。

雷公问：怎样才能知道经脉或络脉之中发生了病变呢？

黄帝说：经脉隐伏在体内，在正常情况下是看不到的，它的虚实情况，可以从气口部位的脉象诊察测知，凡是从体表就可以看到的经脉的病变，都是络脉的病变。

雷公说：我还不明白为什么会有这种区别。

黄帝说：所有络脉，都不经过大关节所在的部位，而且要经过经脉没有到的地方，在皮的表层会合，因而会显现在外面。发生病变时，用针刺络脉，必须刺中它的聚结处。病重的，即使血没有聚结，也应该急刺，以泻去它的病邪，放出瘀血。如果把瘀血留在里面，就可能导致痹阻之症。凡是察看络脉的病变时，如脉所在部位呈现青色，就为寒邪凝滞并有疼痛的征象；如脉所在部位呈现白色，就是有热的征象。胃里有寒，则手鱼部的络脉多呈现出青色；胃里有热，那么鱼际部的络脉就会出现赤色，而鱼际部络脉出现黑色的，就说明患有痹病很久了。络脉所在部位的颜色赤、黑、青三色俱全，则是寒热错杂的病变。凡是针刺寒热并作的病症时，都应多刺浅表的血络，并必须每隔一天刺一次，直至瘀血泻尽为止，然后再察明病症的虚实。如脉现青色而脉象短小，则表明元气衰少，如果对这类病人使用泻法，就会使病人感到心

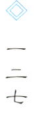

里闷乱，不能自持而跌倒，不能言语。对出现这种情况的病人，应赶快扶他坐下，再想解救办法。

脉度篇第十七

【提要】

本节论述了五脏与七窍的关系。

【原文】

五脏常内阅于上七窍也，故肺气通于鼻，肺和则鼻能知臭香矣；心气通于舌，心和则舌能知五味矣，肝气通于目，肝和则目能辨五色矣；脾气通于口，脾和则口能知五谷矣；肾气通于耳，肾和则耳能闻五音矣。五脏不和则七窍不通，六腑不和则留通痈。

【译文】

五脏的精气的盛衰常常可以从人体的头面七窍反映出来。肺气与鼻子相通，肺气和调，鼻子就能辨别香臭等气味。心气与舌头相通，心气和调，舌头就能辨别五味。肝气与眼睛相通，肝气和调，眼就能辨别五色。脾气与口相通，脾气和调，口就能辨别各种食物的香味。肾气通于耳，肾气和调，耳朵就能听清各种声音。如果五脏不和，七窍就会不通；六腑不和，气血就会滞留而结聚为痈肿。

营卫生会篇第十八

【提要】

本节主要论述了营卫之气的生成、运行和会合。

【原文】

黄帝问于岐伯曰：人焉受气？阴阳焉会？何气为

营？何气为卫？营安从生？卫于焉会？老壮不同气，阴阳异位，愿闻其会。

岐伯答曰：人受气于谷，谷入于胃，以传与肺，五脏六腑，皆以受气，其清者为营，浊者为卫，营在脉中，卫在脉外，营周不休，五十而复大会。阴阳相贯，如环无端。卫气行于阴二十五度，行于阳二十五度，分为昼夜，故气至阳而起，至阴而止。故曰：日中而阳陇为重阳，夜半而阴陇为重阴。故太阴主内，太阳主外，各行二十五度，分为昼夜。夜半为阴陇，夜半后而为阴衰，平旦阴尽而阳受气矣。日中为阳陇，日西而阳衰，日入阳尽而阴受气矣。夜半而大会，万民皆卧，命曰合阴，平旦阴尽而阳受气，如是无已，与天地同纪。

【译文】

黄帝向岐伯问道：人的精气来自什么地方？阴气和阳气交会在哪里？什么气叫作营？什么气叫作卫？营气在哪里产生？卫气在哪里与营气汇合？老年和壮年气的盛衰不同，白天和黑夜气行的位置也不一样，我希望听听它会合的道理。

岐伯回答说：人身的营卫之气来源于水谷，当水谷入胃后，把经消化所产生的精微部分传给肺脏，五脏六腑都因此而得到了营养，其中清的称为营气，浊的称为卫气，营气流行在脉中，卫气流行于脉外，在全身范围内流动，永不休止，卫气、营气各循行五十周之后又会合。沿着阴经阳经相互贯通，如同圆环没有端点。卫气行于阴分二十五周，行于阳分亦二十五周，昼夜各半，所以卫气行于阳则醒寤，行于阴则睡眠。因此，卫气行于中午而阳气盛，称为重阳；夜半时因为卫气都从阳经转运到了内脏，内脏的卫气最盛，称为重阴。太阴主内，太阳主外，营气、卫气行阴行阳各二十五周，分为昼夜各半。夜半是阴最盛的时候，夜半以后阴气渐衰，黎明时分阴气已尽而阳气继起，中午是阳气最盛的时候，太阳偏西，阳气渐衰，太阳落下，阳气已尽而阴气继起，到夜半时分，营卫之气会合，这个时候人早已入睡了，叫作合阴。黎明时阴气衰尽而阳气又起，如此往复，循行不止，与天地阴阳的运转道理是一致的。

【提要】

本节论述营卫二气与人体睡眠的关系。

【原文】

黄帝曰：老人之不夜瞑者，何气使然？少壮之人不昼瞑者，何气使然？

岐伯答曰：壮者之气血盛，其肌肉滑，气道通，营卫之行，不失其常，故昼精而夜瞑。老者之气血衰，其肌肉枯，气道涩，五脏之气相搏，其营气衰少而卫气内伐，故昼不精，夜不瞑。

【译文】

黄帝说：老年人在夜间睡眠很少，这又是什么原因呢？少壮的人在白天睡眠很少，又是什么原因呢？

岐伯回答说：年轻力壮的人气血旺盛，肌肉滑润，气道通畅，营、卫二气按照规律而运行，所以白天特别精神，夜间也能熟睡。老年人的气血衰退，肌肉干枯，气道滞涩，五脏之气不能沟通，不能调和，所以营气衰少，卫气内败，所以白天精神不振，夜间也不能熟睡。

【提要】

本节论述三焦的部位、功能特点和汗与血的关系。

【原文】

黄帝曰：愿闻营卫之所行，皆何道从来？

岐伯答曰：营出于中焦，卫出于下焦。

黄帝曰：愿闻三焦之所出。

岐伯答曰：上焦出于胃上口，并咽以上贯膈而布胸中，走腋，循太阴之分而行，还至阳明，上至舌，下足阳明，常与营俱行于阳二十五度，行于阴亦二十五度一周也，故五十度而复大会于手太阴矣。

黄帝曰：人有热，饮食下胃，其气未定，汗则出，或出于面，或出于背，或出于身半，其不循卫气之道而出何也？

岐伯曰：此外伤于风，内开腠理，毛蒸理泄，卫气走之，固不得循其道，此气慓悍滑疾，见开而出，故不得从其道，故命曰漏泄。

黄帝曰：愿闻中焦之所出。

岐伯答曰：中焦亦并胃中，出上焦之后，此所受气者，泌糟粕，蒸津液，化其精微，上注于肺脉，乃化而为血，以奉生身，莫贵于此，故独得行于经隧，命曰营气。

黄帝曰：夫血之与气，异名同类，何谓也？

岐伯答曰：营卫者精气也，血者神气也，故血之与气，异名同类焉。故夺血者无汗，夺汗者无血，故人生有两死而无两生。

黄帝曰：愿闻下焦之所出。

岐伯答曰：下焦者，别回肠，注于膀胱而渗入焉。故水谷者，常并居于胃中，成糟粕，而俱下于大肠，而成下焦，渗而俱下，济泌别汁，循下焦而渗入膀胱焉。

黄帝曰：人饮酒，酒亦入胃，谷未熟而小便独先下何也？

岐伯答曰：酒者熟谷之液也，其气悍以清，故后谷而入，先谷而液出焉。

黄帝曰：善。余闻上焦如雾，中焦如沤，下焦如渎，此之谓也。

【译文】

黄帝说：我想知道营气和卫气，都是从什么地方发出的？

岐伯回答说：营气由中焦发出，卫气由上焦发出。

黄帝说：希望听一下三焦发气的情况。

岐伯回答说：上焦之气起始于胃的上口，并沿食道上行，穿过膈膜，分散布满于胸中，经过腋下，沿手太阴肺经的部位向手的方向运行，返回到手阳明大肠经，向上到达舌头，向下到达足阳明胃经，常与营气并列而行在阳经二十五周，在阴经运行亦二十五周，循行五十周后，又会于手太阴经。

黄帝说：人在有热的时候，饮食刚下胃，水谷还没有完全转化为精微之气，汗就先出来了，有的汗出在面部，有的汗出在背部，有的是半身出汗，它并不沿着卫气所运行的通道而出，其原因何在呢？

岐伯说：这是由于在外受了风邪的侵袭，在内又受食热之气的影响导致腠理开泄，毛孔张大，卫气就走出，当然就不一定沿着它运行的正常道路了。这是因为卫气的性质慓悍滑利，见到开泄的地方就走，所以没有从正常通道走出，这叫作漏泄。

黄帝说：我想知道中焦之气是从什么地方发出的。

岐伯回答说：中焦也是出自胃中的，在上焦之后，中焦接受水谷，经过消化，将糟粕去除，将生成的精微之气向上传注于肺，同时血液也由此生成，以养人体，对人来说，这是最宝贵的了，所以能够单独运行于经脉之道，叫作营。

黄帝说：血和气，名称虽不同，但却属于同一类，这是什么道理呢？

岐伯回答说：卫是水谷精气化成，营也是水谷精微的变化，所以血和气，是同类不同名的事物。因此，耗血过度的不能再让其发汗，脱汗的人不能再让他失血，所以两者皆失必死，两者失去一个尚有生存的希望。

黄帝说：希望听您谈谈下焦的活动情况。

岐伯回答说：下焦起始于胃的下口，将糟粕输送至大肠，又将水液经过层层过滤后注入膀胱。所以水谷等物质，经常贮存在胃中，经过消化，形成的糟粕向下输送至大肠，水液也向下渗灌，层层过滤，留下清液，其污浊部分就沿下焦进入膀胱。

黄帝说：人喝了酒，酒也与水谷一起入于胃中，谷物还没有完全被消化，而小便便先排泄了，这是为什么呢？

岐伯回答说：酒是经谷物腐熟后酿成的液汁，其气悍清纯，所以即使在食物以后入胃，也会比食物先由小便排出。

黄帝说：太好了！我明白了上焦心肺宣散营卫之气像雾露一样，轻清弥漫，灌溉全身；中焦的作用就是消化谷物，像水浸泡东西使之腐化一样；下焦的作用就是将水和糟粕排出体外，像沟道排水一样，这就是三焦的功用。

口问篇第二十八

【提要】

本节论述人体上、中、下三气不足的病变。

【原文】

故邪之所在，皆为不足。故上气不足，脑为之不满，耳为之苦鸣，头为之苦倾，目为之眩；中气不足，溲便为之变，肠为之苦；下气不足，则乃为痿厥心悗。

【译文】

因此邪气侵入的部位，正气都不足。如果上部的正气不足，就会出现脑髓不满、耳中常鸣、头部沉重下垂、两目眩晕的症状；若中部的正气不足，就会出现二便失常、肠间经常鸣响的症状；若下部的正气不足，就会出现两脚无力而厥冷、心中烦闷的症状。

师传篇第二十九

【提要】

本节论述临病人问所便的意义。

【原文】

黄帝曰：顺之奈何？

岐伯曰：入国问俗，入家问讳，上堂问礼，临病人问所便。

黄帝曰：便病人奈何？

岐伯曰：夫中热消瘅则便寒，寒中之属则便热。胃中热，则消谷，令人悬心善饥，脐以上皮热。肠中热，则出黄如糜，脐以下皮寒。胃中寒，则腹胀；肠中寒，则肠鸣飧泄。胃中寒，肠中热，则胀而且泄；胃中热，肠中寒，则疾饥，小腹痛胀。

【译文】

黄帝说：如何才能做到顺呢？

岐伯说：到达一个国家后，首先要了解当地的风土人情；进入一个家庭时，要清楚他家的忌讳；进入别人的居室时，更要懂得人家的礼节；医生临诊时，也要询问病人的喜好以便更好地治病。

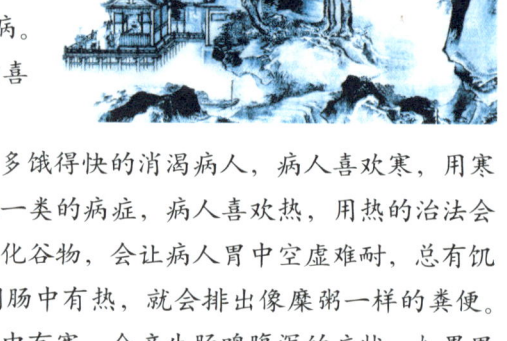

黄帝问：怎样通过了解病人的喜好来诊察疾病的性质？

岐伯说：由于热邪而造成吃得多饿得快的消渴病人，病人喜欢寒，用寒的治法会使他舒适；属于寒邪内侵一类的病症，病人喜欢热，用热的治法会更适合。胃里有热，就会很快地消化谷物，会让病人胃中空虚难耐，总有饥饿感。脐以上的皮肤有热感，说明肠中有热，就会排出像糜粥一样的粪便。觉得脐以下的皮肤寒冷，就表明肠中有寒，会产生肠鸣腹泻的症状。如果胃中有寒，肠中有热，就会导致胀满泄泻；胃中有热，肠中有寒，就会感觉容易饥饿而小腹胀痛。

【提要】

本节论述施用精神劝慰疗法的意义。

【原文】

岐伯曰：人之情，莫不恶死而乐生，告之以其败，语之以其善，导之以其所便，开之以其所苦，虽有无道之人，恶有不听者乎？

【译文】

岐伯说：人没有不怕死的，人人都喜欢活着。如果医生告诉他不遵守医嘱的危害、遵守医嘱的好处，并指导他怎样做，那么即使是不太懂情理的人，也不会不听劝告吧？

决气篇第三十

【提要】

本节论述了"六气"的基本概念和生理作用。

【原文】

黄帝曰：余闻人有精、气、津、液、血、脉，余意以为一气耳，今乃辨为六名，余不知其所以然。

岐伯曰：两神相搏，合而成形，常先身生，是谓精。

何谓气？

岐伯曰：上焦开发，宣五谷味，熏肤，充身泽毛，若雾露之溉，是谓气。

何谓津？

岐伯曰：腠理发泄，汗出溱溱，是谓津。

何谓液？

岐伯曰：谷入气满，淖泽注于骨，骨属屈伸，泄泽，补益脑髓，皮肤润泽，是谓液。

何谓血？

岐伯曰：中焦受气取汁，变化而赤，是谓血。

何谓脉？

岐伯曰：壅遏营气，令无所避，是谓脉。

【译文】

黄帝说：听说人身有精、气、津、液、血、脉，而我原以为这些不过是一种气罢了，现在却把它分为六种，不知是什么道理。

岐伯说：男女交合之后，便会产生新的生命，形体尚未形成之前的构成形体的基本物质叫作精。

黄帝问：什么叫作气呢？

岐伯说：上焦把食物的精气布散到全身，滋体润肤，生养毛发，就像雾露滋润草木，这种物质就叫作气。

黄帝问：什么叫作津呢？

岐伯说：肌腠疏泄，流出大量的汗液，这汗液就叫作津。

黄帝问：什么叫作液呢？

岐伯说：饮食入胃后，水谷化为精微之气充满全身，并向外渗透到骨髓，使骨骼关节灵活伸展，补益脑髓，润泽皮肤，这种物质就称作液。

黄帝问：什么叫作血呢？

岐伯说：中焦脾胃接纳、吸收了食物后，吸收汁液的精微，再经过变化而成红色的液体，这就是血。

黄帝问：什么叫作脉呢？

岐伯说：遏制营血之气，日极运行五十周，像堤防一样约束气血使它不能向外溢出，就叫作脉。

【提要】

本节论述了"六气"不足的病理表现及"六气"的化源与胃的关系。

【原文】

黄帝曰：六气者，有余不足，气之多少，脑髓之虚实，血脉之清浊，何以知之？

岐伯曰：精脱者，耳聋；气脱者，目不明；津脱者，腠理开，汗大泄；液脱者，骨属屈伸不利，色夭，脑髓消，胫酸，耳数鸣；血脱者，色白，夭然不泽，其脉空虚，此其候也。

黄帝曰：六气者，贵贱何如？

岐伯曰：六气者，各有部主也，其贵贱善恶，可为常主，然五谷与胃为大海也。

【译文】

黄帝说："六气"在人体中，有充余的也有不足的。关于精气的多少、脑髓的虚实、血脉的清浊，怎样才能了解呢？

岐伯说：精虚，会使人耳聋；气虚，会使人眼睛模糊；津虚，会使腠理开泄，使人大量出汗；液虚，会使人关节不能伸屈，面色无光，脑髓失充，小腿发酸，经常耳鸣；血脱，会使肤色苍白，失去光泽；脉脱，会使脉道空虚下陷。以上就是观察六气的多少、虚实与清浊的方法。

　　黄帝问："六气"对人体作用的重要性有什么不同？

　　岐伯说："六气"各有它所掌管的脏器，因此它们的主次以及正常与否，都与其所主管的脏器有关。"六气"都由五谷精微化生出来，而五谷精微又化生于胃，所以说为五谷之海，也是"六气"化生的源泉。